目次 ＊ Contents

挿絵　朝倉めぐみ

はじめに

ある料理人の運命

これは、ある一人の女性の生涯《しょうがい》の物語だ。その女性は、料理がとてもうまい人だった。子どもの面倒見《めんどうみ》もよく、雇《やと》い主《ぬし》からは信頼《しんらい》されていた。だから、料理に存分に腕《うで》をふるい、雇い主にも信頼されてそのまま生活していけたとすれば、貧しいながらも、それなりに幸せな人生だっただろう。

だが、その女性には過酷《かこく》な運命が待っていた。三七歳《さい》になったあるとき、突然《とつぜん》、自分自身には身に覚えもないことで、公衆衛生学にとっての注目の的になり、その後の人生が大きく変わっていく。突然、自由を奪《うば》われ、病院に収容されるのだ。

なぜ、そんなことになったのだろう。それは、その女性が、腸チフスというとても恐《おそ》

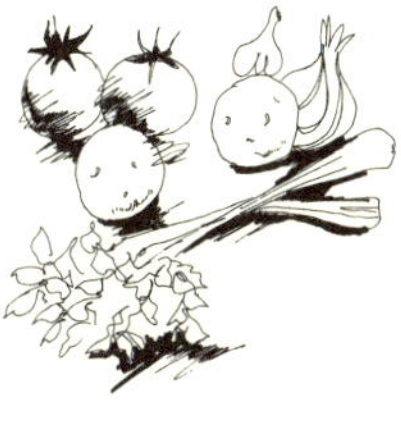

ろしい病気に罹《かか》っており、しかも、彼女《かのじょ》が作る料理によって、それを他人に感染《かんせん》させているとまわりの関係者たちは思ったからだ。だが、彼女は、そんな病気には罹ったことがない、と自分では思っていた。それはまさに青天の霹靂《へきれき》だった。

料理を介《かい》した死？

料理を作るのは楽しいものだ。タマネギを炒《いた》めてしばらくすると、ショナッとした感じになり、それをへらでいじくり回しているのはなんだか楽しいし、バターを溶《と》かしたときのいい匂《にお》いはなんともいえない。たとえ苦労して作ったとしても、おいしそうに食べてくれるのを見ると、疲労感《ひろうかん》は吹《ふ》き飛《と》び、満足感を覚える。料理は、人に命を与《あた》える。空腹でふらつき、いらだったとき、おいしいものをおなかいっぱいになるまで食べる。すると、内側からじわっと力が湧《わ》いてくる。そして心までなんだか和《なご》んでくる。こんな風にして、食べ物に命をもらいながら、私たちは生きている。だからこそ、まさに、自分が作った当の料理が、人を重い病に陥《おとしい》れ、ときには死さえもたらす、と突然人にいわ

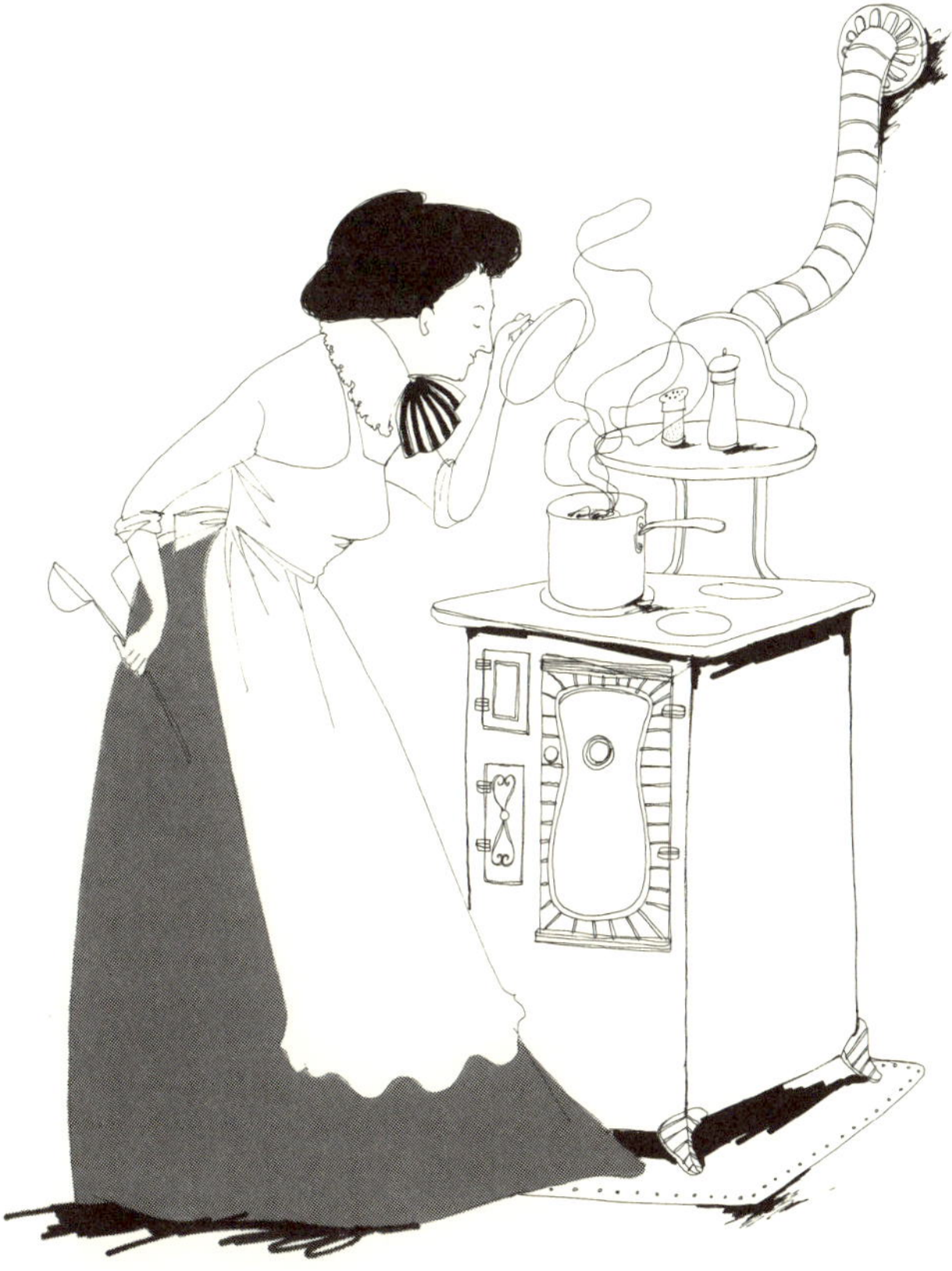

れたときの、彼女の怒《いか》りと驚《おどろ》きは、耐《た》えがたいものだっただろう。

主人公の名前

三七歳を境にして、彼女の生涯は大きく変わった。それから三〇年以上も彼女は生きるのだが、ほんの数年を除けば、残りの人生の大部分を、一種の隔離《かくり》状態のなかで生きていかねばならなかった。皮肉なことに、まさにそれによって、彼女は歴史に名前を残すことになった。

その女性の名は、メアリー・マローン（Mary Mallon）という。私は、この小さな本で、この女性の人生を辿《たど》ってみたい。そして、そうしながら、彼女の身に降りかかったいろいろな事件がもつ意味を考えてみよう。読むにつれて、きっと君たちもわかってくれるはずだ。彼女の物語は、単に彼女一人だけの逸話《いつわ》には終わらないということが。彼女の人生は、彼女一人の人生を超《こ》えて、他のいろんな人たちに重大な問いかけをしているということが。

個人と全体の利害対立

社会に住む不特定多数の人たちの命を救うためなら、一人の人間、または少数の人間たちの自由がある程度制限されても、仕方のないことなのか。その場合、一言で自由の制限とはいっても、どの程度までの制限が許されるのか。せっかくもらった命なのだから、一人ひとりが自由に生きていくというのは、もちろんとても大切なことだ。だから、人の自由を意味もなく奪うなどということは絶対に許されない。だが、それは同時に、ある人の存在や行いが、他の人たちの自由を奪うような可能性があるとき、その人の自由は無制限には許されないということでもある。重い病気に罹らせ、ときには命さえ奪うということは、まさに相手の自由を奪うことでもある。いったい、この両者のつながりをどう考えたらいいのだろうか。

要するに、少し難しくいいかえるなら、個人の自由と全体の福祉《ふくし》とが、互《たが》いに相克《そうこく》関係にあるとき、それをどのように調停したらいいのか、ということだ。

歴史のなかの「善と悪」？

それから、この本では、次の問いかけもしてみたい。私たちは、歴史のなかで過去に生きた人が、なにかすばらしいことをしたと知ると、その人の業績を心から誉《ほ》めたたえる。それには、なんの問題もない。

だが、それと同時に、なにかよくないことをしたといわれる人に対しては、その逆に、非難し、あざけり、口汚《くちぎたな》くののしりたいという気持ちに駆《か》られる。だが、私たちは、怒りや憤《いきどお》りをぶつけようとする当のその人が本当はなにをやったのかを、いつもよく知っているとでもいうのだろうか。大して知らないのに、そういうことになっているから、とりあえずは非難しておこうとか、「ああ、ああいうタイプの人間ね」と自分の経験から簡単に類推して、過去のその人も同時に軽蔑《けいべつ》するというようなことを、していないだろうか。

もっというなら、過去に生きたいろいろな人たちの人生を簡単に色づけして、「あれは善《よ》い、これは悪い」と、性急で単純な判断を下してはいないだろうか。そしてその判断が正しいか否《いな》かは別にして、そもそもそういったまなざしを過去に振《ふ》りむけるということは、現在起きつつあることに対する態度にも、なんらかの影響《えいきょう》を与えるのではないだろうか。

歴史は、善玉と悪玉によって作られるものなのだろうか。むしろ問題にすべきなのは、そんな具合に、簡単に善悪の単純な二分法で人間社会を切り分けようとする、物の見方の方にあるのではなかろうか。

この問いかけが、たぶん一番重要な問いかけであり続けるだろう。でも、もっと詳《くわ》しくこの本の主人公の人生を見ていけば、それ以外にも、いくつかの重要な問いかけが潜《ひそ》んでいるということが、君たちにもわかってくるはずだ。

悲しみという感動

一般《いっぱん》に、本を書くためには、まずなによりも、書き手が一種の感動を体験していなければならない。しかも、この場合の「感動」というのは、なにも、美しいもの、すばらしいもの、立派なものなどを見たときの感情だけには限らない。実は、人は、悲しいもの、苦しいもの、醜《みにく》いものを見てさえ、心を揺《ゆ》さぶられる。それもまた、一種の感動だ。

そして、私がこの本を書きたいと思ったときに、私の心を突《つ》き動《うご》かしていたものは、ある種の悲しみだったような気がする。誰《だれ》を責めるというのでもない、長く続くシーンとした悲しみのような感情。私を動かしていたものが、過去に生きた一人の女性への興味本位のまなざしとか、外野席からの高見の見物とか、そんなものではなかったことだけは確かだ。君たちも、彼女の人生を知れば知るほど、そんな気軽な興味だけでは覆《おお》いつくせないものがあるということを、感じ取ってくれるに違いない。

基礎《きそ》資料

なお、本書のために使った資料はもちろんたくさんあるが、そのなかではなんといっても、現代アメリカの医学史家、ジュディス・リーヴィットの仕事に本当に多くを負っている。彼女の本『チフスのメアリー』(一九九六)は、メアリーのことを知ろうと思う人には、これからもずっと基礎文献《きそぶんけん》であり続けるだろう。私がいま書いているこの小さな本も、彼女の仕事なしでは考えられなかった。ここに、そのことをしっかりと書きとめておく。

では、メアリーの物語を始めることにしよう。やや難しいところもあるかもしれないが、少しだけ我慢《がまん》してほしい。あるいは、ちょっとなら読み飛ばしてもかまわない。メアリーの人生の大まかな流れをつかみ、その意味するところを自分なりに考えてみてくれれば、それで十分だ、と私は思う。その経験を通過すれば、なによりも、一人の人生の重みのようなものが、実感として胸を打つはずだ。本当に、それだけで十分なのだ。

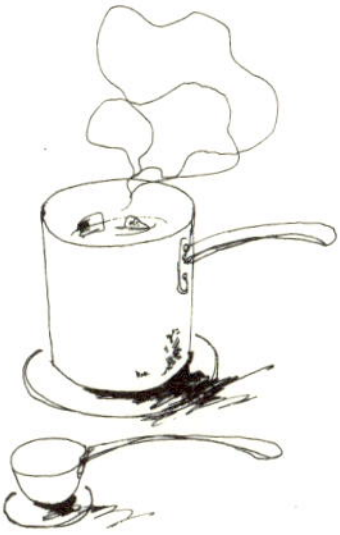

第一章　物語の発端《ほったん》

事件以前のメアリー

若い頃《ころ》のメアリー・マローンの人生は、実はあまり知られていない。彼女《かのじょ》は、いまでいう北アイルランドのほぼ中央部に位置する町、クックスタウンで、一八六九年九月二三日に生まれた。父親はジョン、母親はキャサリン＝イーゴ。メアリーはその土地で、強い土地のなまりで話す元気な少女に育っていった。だが、おそらくは経済的な理由で、一八八三年にはアメリカに移住してくる。彼女はまだ一三、四歳《さい》の少女だった。

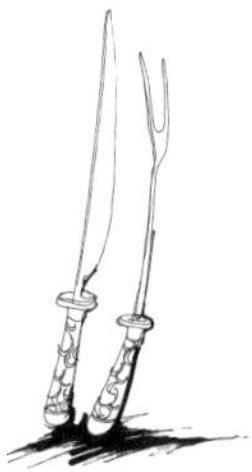

アメリカに移住してからしばらくは、どうしていたのか。それも、実は詳《くわ》しいことはほとんどわかっていない。一家の叔母《おば》がニューヨーク近辺にいたので、最初のうちは、一家は叔母たちと一緒《いっしょ》に住んでいたらしい。だが、アメリカにはその叔母以外に血のつ

ながりのある人はいなかった。だから叔母や両親が死んでしまって以後は、頼《たよ》りになる親戚《しんせき》は誰《だれ》もいなくなった。

彼女が移住してきてから約一四年もの間、つまりちょうど彼女の青春時代にあたる時期に、メアリーがどんな人生を送っていたのかは、ほとんどわかっていない。そもそも彼女は、自分の昔のことを人に積極的にしゃべるタイプの人ではなかった。彼女の青春時代は、ほとんどが霧《きり》のなかなのだ。

だが、とにかく彼女とその一家は、一九世紀終盤《しゅうばん》から二〇世紀初頭にかけてアメリカに移住してきたアイルランド系移民家族の一つだった。メアリーの一家が、その多くの人たちが置かれていた状況《じょうきょう》と、大きく違《ちが》うものだったとは考えにくい。だいたい想像がつくように、彼《かれ》ら移民たちの生活は、かなり過酷《かこく》なものだった。特に女性たちは、どこか、土地の良家の召使《めしつか》いとして働くことが多かった。一般《いっぱん》に、召使いたちの仕事はそうとうハードなものだった。朝は六時頃に起き、夜は一一時頃まで働くことも希《まれ》ではなく、食べ物は主人一家の余り物。住《す》み込《こ》みの小さな部屋で、粗末《そまつ》な風呂《ふろ》に汚《きたな》いベッドしかあてがわれないということもしばしば。そしてなにより、そんな生活だったので、よい男性と巡《めぐ》り会《あ》う機会もあまりなく、生涯《しょうがい》独身を通す女性も少なくなかった。

メアリーも、きっと最初から、そのような仕事に就《つ》いていたはずだ。さっき触《ふ》れたとおり、二〇代の彼女の生活はほとんどわかっていないのだが、彼女があるときから職業安定所で仕事を世話してもらうようになって以来、職業安定所に記録が残っているおかげで、それまでよりは、仕事の状況はわかるようになっている。いまでも、一八九七年九月以降、つまり彼女が二八歳の頃以降の記録が残っている。

そして、メアリーもまた、世間の注目を浴びたとき、ある男性とつき合ってはいたが、結婚《けっこん》はしていなかった。彼女も独身女性だったのである。これは彼女には不利に働くことになるが、それはまた、後で触れ直そう。

チフス患者《かんじゃ》の発生

さて、このほとんど隙間《すきま》だらけの「伝記」が突然《とつぜん》詳しいものになるのは、一九〇六年以降のことだ。やはり、そこには病の影《かげ》がつきまとう。

　ニューヨークに隣接《りんせつ》するロングアイランド市、そのオイスター・ベイにある夏用の別《べっ》荘《そう》に保養に来ていた銀行家チャールズ・ウォレン一家は、一九〇六年の夏、六人の腸チフス患者をだした。その別荘のオーナー、トンプソン夫妻は、その原因を究明するために調査を開始する。その別荘で使っていた水やまわりの土地を調べてみるが、特に異常は見あたらない。こんな状態では、もう誰にも別荘を貸せないと困り果てたトンプソン夫妻は、衛生工学の専門家、ジョージ・ソーパー（George Soper, 1870–1948）に調査を依頼《いらい》した。

　ソーパーは、ある知人の評によれば、知的で決然としており、権威《けんい》主義的で野心的、やや冷淡《れいたん》なところのある人物だったという。

　ともあれ、彼は、トンプソン夫妻の要請《ようせい》を受けて、近隣の水や牛乳を調べ直し、湾《わん》に棲《す》む蛤《はまぐり》も調べてみる。

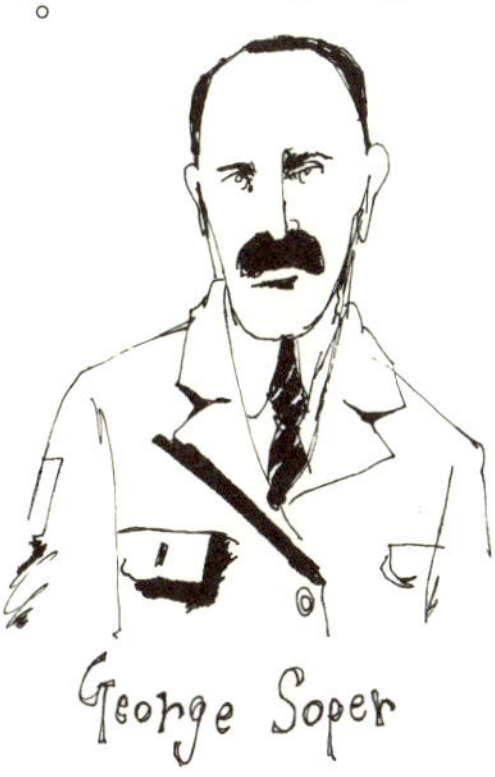

また、一家に出入りをしていた業者についても一人ひとり当たっていく。それでもまだ不十分だと考えた彼は、一家に、この夏、なにか他に変わったことはなかったかと訊《き》いてみた。すると、ウォレン一家は、チフスの出現が始まる数週間前に新しい賄《まかな》い婦《ふ》を雇《やと》ったと答えた。その賄い婦はいまはどうしているのかと問いただすと、病気騒《さわ》ぎが始まって三週間ほどしてから、仕事を辞《や》めて立ち去ってしまったという。

一家は、その賄い婦についてはむしろよい印象をもっており、子どもの面倒見《めんどうみ》もよく、料理もうまかった、と証言。事実、その女性は、夫妻から月に四五ドルももらっており、それは同業者の平均給与《きゅうよ》の倍近くにもなる。彼女は本当に料理がうまかった。ときどき、デザートとして、アイスクリームに切り立ての桃《もも》を添《そ》えたものをだしてくれたが、それもとてもおいしかった。トンプソン夫妻は、そのようにいった。

ソーパーは、その話を聞いて関心をそそられ、その賄い婦がオイスター・ベイに来る前の履歴《りれき》を調べてみた。その女性には約一〇年前の一八九七年から、明確に記録された職歴が残っており、ウォレン夫妻も含《ふく》めて八つの家族が、彼女を雇っていたということがわかる。そしてなんと、その八つのうちの七つの家族から、チフス患者が出ていたのである。

賄い婦の「履歴」

①一九〇〇年、やはりロングアイランドで働いていたときのこと。若い男性がその家庭を訪問し、その一〇日後に発病。この場合、その男性自身がどこか他で感染《かんせん》してきたと見なされ、詳しい調査はなされなかった。

②一九〇一年から〇二年の冬にかけて、ニューヨークのある家庭で働く。彼女が到着《とうちゃく》してから一一カ月後、洗濯《せんたく》係がチフスに罹《かか》る。だが詳しい調査は行われない。

③一九〇二年夏。メーン州、ダーク・ハーバーで弁護士のドレイトン一家の下で働く。一家はひどいチフス感染に苦しめられ、九人のうち、七人が発症《はっしょう》。賄い婦は、息災でいられた二人のうちの一人だ。彼女はとても心配して看護師役を買って出、家族に感謝されてボーナスを受け取る。医師が調査したが、どうやら従僕《じゅうぼく》の一人が病原体をも

たらしたらしい、と結論された。

④一九〇四年夏。オイスター・ベイのそばにある、サンズ・ポイントでのこと。賄い婦が雇われてから九カ月後、新たに雇われた四人の召使いがチフスを発症。その召使いたちは主人とは違う場所に住んでいたが、調査の結果、最初に発病した洗濯係が他の召使いに移したのだろうと結論された。

一九〇六年夏、ウォレン一家の件で問題になるまで、この賄い婦はこのように四件のチフス発生とつながりを持っていた。また、ウォレン一家を離《はな》れた後も、やはりオイスター・ベイのそば、タクセド・パークというところで、彼女が到着してから二週間後に洗濯係が発症している。さらにもう一つ、一九〇七年年頭の冬、ニューヨーク市内パークアブニューのボウエン一家は、この賄い婦を雇ってから約二カ月後に、チフスの発症に苦しむ。まず召使いが病気になる。そして、そのすぐ後に一家の娘《むすめ》が発症し、重症のために死亡した。

こうして、先のウォレン一家の六人も含めると、一九〇〇年から一九〇七年にかけて、この賄い婦が関わった家庭のなかから二二人の患者がでており、そのうちの一人が死亡しているということになる。

ただ、この頃は、ニューヨーク市だけでも毎年三〇〇〇人から四〇〇〇人もの腸チフス患者がでていたので、この二二人すべての発症を、この賄い婦と明確に結びつけるのは、若干根拠《じゃっかんこんきょ》に欠けてもいた。だからソーパーは、より確かな証拠《しょうこ》を得たいと望み、この賄い婦と直接に接触《せっしょく》してみようとした。

この賄い婦こそが、メアリー・マローンだったのだ。

最初の接触

一九〇七年三月の初め、ソーパーは、一人でメアリー・マローンをパークアブニューのボウエン家に訪ねた。当時、メアリーは三七歳、ソーパーもほぼ同世代の人間だった。二人は台所で顔を合わせる。ソーパーは、できる限り丁寧《ていねい》に、だが、やはり唐突《とうとつ》にこう告げた。私は公衆衛生の専門家だが、調査の結果、あなたの体には腸チフス菌《きん》が宿っている可能性があり、そのために、あなたの周囲の人間たちが腸チフスに感染しているのかもしれない。その可能性があるかないかをきちんと調べたいので、あなたの大便と小便、そして血液のサンプルを私にくれないか。ソーパーは、だいたいこのように述べた。

そのとき、メアリーは、どう反応したのだろうか。

彼女は必死に戦ったのである。

見知らぬ男が突然訪ねてきて、丁寧にとはいえ、自分の糞尿《ふんにょう》のサンプルを渡《わた》せと、彼女の耳には奇怪《きかい》に響《ひび》く言葉をいう。自分が排泄《はいせつ》したもの、大便と小便のサンプルをくれ、だって？　しかも、なぜそんなことをするかというと、彼女が他の人の健康や命を危険にさらしているかもしれないから、というのだ。

どうか彼女の身になって考えてみてほしい。君なら、どう思うだろうか。彼女は、身に覚えがあったのだろうか。もちろん、彼女も腸チフスとはどんな病気かを知っていたはずだ。それでももし、自分がそのときよりも前に腸チフスに罹って苦しんだという経験があったのならまだ、思いあたるふしもある、と納得《なっとく》したかもしれない。だが、彼女に

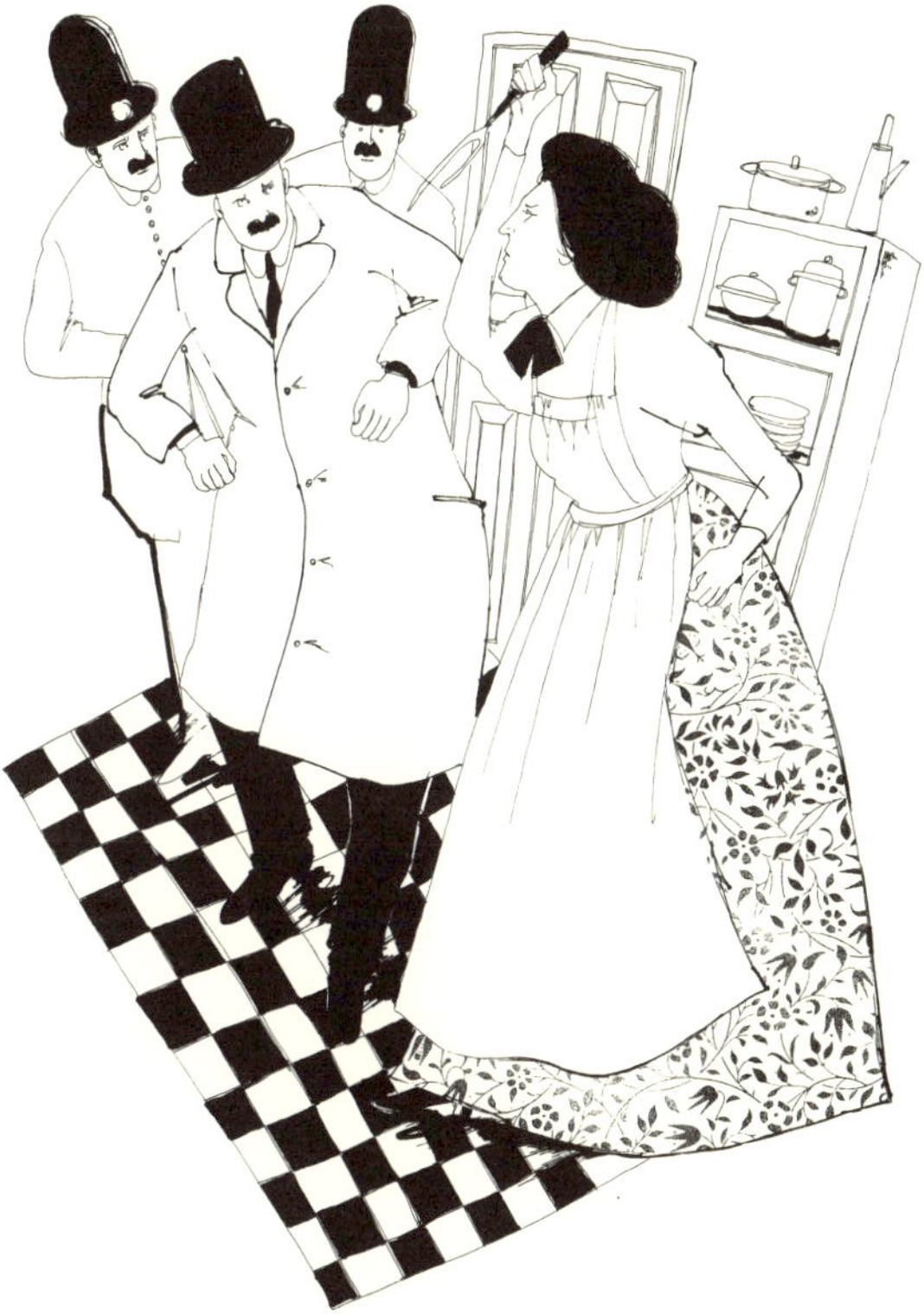

はその覚えがなかった。だから、相手が要求している内容自体も、その理由づけも、彼女の耳にはまるで理解不可能なものに響いたとしても無理はない。

そもそも、健康状態が良好でありながら菌を体にもち続ける健康保菌者という概念《がいねん》は、当時の医学界でもそれほど周知のものとはいえなかった。まして、普通《ふつう》一般の社会人にとって、それはほとんど知られていないも同然だった。おそらく一八九〇年代のいつ頃かに、メアリーは知らないうちに感染したのだろう。ただそれも、彼女の場合には、ちょっとした風邪《かぜ》程度の症状しかあらわれず、自分が腸チフスに罹ったという認識をしていなかったのだと考えられる。彼女は屈強《くっきょう》で健康な体質だったのだ。

彼女は肉を切り分けるときに使うカーヴィング・フォークという大きなフォークを振《ふ》り上《あ》げてソーパーの方に向かっていった。彼は、「生命の危険」を感じたといっては大げさながら、ことが穏便《おんびん》にすむとはとうてい思えなかったので、逃げるように退散した。この最初の邂逅《かいこう》の場面は、その後何度も取り上げられ、イラストとなって社会に流布《るふ》さえすることになる。

ソーパーは、諦《あきら》めるわけにはいかないので、今度は同僚《どうりょう》を連れて再び彼女を訪ねる。だが、結果は同じことで、追い立てられるように立ち去るとき、彼らの背中には、彼女の怒号に似た言葉が浴びせかけられたという。

衛生局への依頼

業《ごう》を煮《に》やした彼は、一九〇七年三月一一日、ニューヨーク市の衛生局にいた、公衆衛生史上の重要人物の一人、ハーマン・ビッグス（Hermann Biggs, 1859–1923）に、この件の申し立てをする。衛生局は、ソーパーの疫学《えきがく》的なデータに一定の合理性を認め、もしサンプルが採れたなら、ソーパーの予想通りの結果が出るだろうと推測した。そこで、衛生局にいた女性の衛生官サラ・ジョセフィン・ベーカー（Sarah Josephine Baker, 1873–1945）に、サンプル採取という任務を申しつけた。

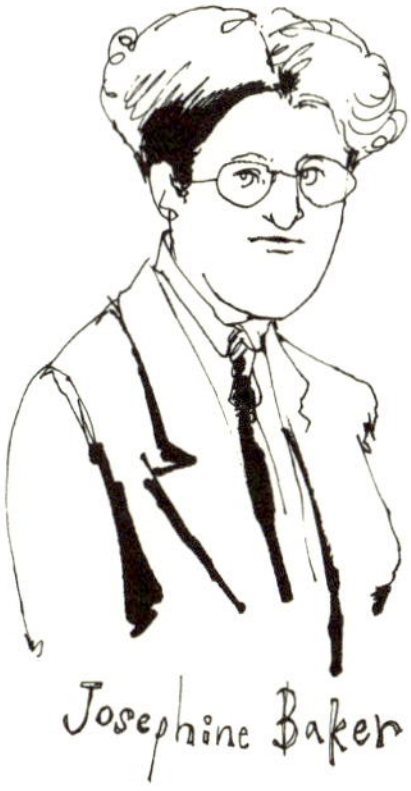

ベーカーは比較的《ひかくてき》早くに父親を亡《な》くすという逆境にもめげず、一八九八年には苦学の末に医学校を卒業。だが、卒業しても女性が独立した開業医になるのは無理だと悟《さと》り、一九〇一年に衛生局に入局していた。ベーカーは、当時ではまだ珍《めずら》しい女性医師の一人だった。局に入り立ての頃は自分が女性であることを隠《かく》すために S.J.Baker と署名するというようなことさえやっていたらしい。ともあれ、メアリーを訪ねる係官が、メアリーと同じ女性なら、相手の反応も少しは違ったものになるだろうという、当局側の思《おも》惑《わく》もあったに違いない。

だが、それでも、ことは易しくは運ばなかった。ベーカーは、後の著作『命のために戦う』(一九三九)のなかで、メアリーとの一件を書きとめている。最初に彼女に会ったときの印象は「清潔でござっぱりした、自信に溢《あふ》れたアイルランド女性で、髪《かみ》は結《ゆ》い上《あ》げてうしろに束ね、口のあたりはがっちりした感じ」というものだった。必ずしも悪い印象ではない。

しかし、そのベーカーもまた、最初の訪問では目的を果たすことはできなかった。ソーパーと同じように丁寧に訪問の目的を告げると、メアリーは、相手が二の句を継《つ》げないような口調で断固として拒否《きょひ》した。その夜、ベーカーは直属の上司から電話を受ける。彼は、明日の朝七時半にメアリーのところに行け、そうすれば、救急車と警察官三人が待機しているはずだ、といった。

次の日、ベーカーは、意を決して再びメアリーのもとに赴《おもむ》いた。だが、やはり、メアリーがカーヴィング・フォークを手にして押《お》し迫《せま》ってきたので、思わず怯《ひる》んでその場を離れると、そのわずかの隙《すき》にメアリーはどこかに姿を消してしまう。その家にいた他の召使いたちにメアリーの居場所を問いただしても、知らぬ存ぜぬを通すばかり。埒《らち》があかないまま三時間もたち、絶望感に捕《と》らえられたベーカーは上司に電話をする。すると彼は、サンプルをもってくるか、当人を連れてくるかのどちらかにしろ、と怒《ど》鳴《な》るように繰《く》り返《かえ》した。

困り果てたベーカーは、メアリーのいる家に戻《もど》る途中《とちゅう》、たまたま道を歩いていた二人の警察官も引き連れて、全部で六人がかりで部屋の捜索《そうさく》を再開する。それからさらに二時間もしてから、ようやく、奥《おく》まった納戸《なんど》にメアリーが隠れているのを見つけ出した。その納戸の前にはいくつものゴミ入れが雑然と置いてあったが、それは、他の召使いたちがメアリーをかばって隠そうとしたからだった。ベーカーは、召使いたちの仲間をかばおうという気持ちに快さを感じた、と書いている。

とにかく、このようにして、五時間もかけてなんとかメアリーを見つけだした。メアリーは、ついに発見されたと知ると、すごい形相《ぎょうそう》でベーカーたちに突進してきた。それを五人の警察官がなんとか押しとどめ、半ば力ずくで彼女を玄関《げんかん》の方に連れ去った。救急車に押し込んでからもメアリーの抵抗《ていこう》が本当に激しいので、ベーカーは、病院に着くまでの間じゅう、文字通りメアリーの体の上に乗っかって、全体重で押さえつけていなければならなかった。それは「まるで、小さなかごのなかに怒《いか》り狂《くる》ったライオンと一緒にいるみたいだった」と、ベーカーは、そのときの様子を思い出している。

公衆衛生という権力

ベーカーが『命のために戦う』を公刊したのは一九三九年、つまりメアリーが逝去《せいきょ》した次の年にあたる。だから、その時点でベーカーは、メアリーの人生が最後まで見通せる立場にあった。上記のような、メアリー拘束《こうそく》に至る白熱した場面を懐《なつ》かしそうに回顧《かいこ》した後で、ベーカーは、メアリーの人生について総括的《そうかつてき》な評価を与《あた》えている。

ベーカーは、こう考える。もしメアリーが最初から素直《すなお》にサンプルを出していれば、彼女は一生自由でいられたかもしれない。彼女をその後の過酷な運命に導いたのは、彼女自身の悪い行いのせいなのだ。拘束されて入院してからも、医療《いりょう》スタッフはできる限り彼女を親切に扱《あつか》おうとしたが、彼女は耳を貸さなかった。また、胆嚢摘出《たんのうてきしゅつ》手術を示唆《しさ》したが、メアリーは、それは自分を殺すための口実だろうと思った（後でも触れるが、腸チフス菌は胆嚢に好んで住み着く傾向《けいこう》がある）。これはやはり突《つ》き放《はな》した見方であり、メアリーには手厳《てきび》しい。

そのようにいう傍《かたわ》らで、ベーカーは次のように話を続ける。メアリーは、それなりのやり方で人類に貢献《こうけん》をしてくれたのだ。彼女のおかげで、腸チフス菌の健康保菌者のことがよくわかり、他の健康保菌者の生活を利することにもなった。彼女の悲劇は、われわれ医師を信頼できなかったというところにある。とにかく、メアリーの拘束劇に立ち会ってみてつくづく印象づけられたのは、公衆衛生局という部署がもつ権力の巨大《きよだい》さだ。公衆の健康のためには、公衆衛生局は、個人の権利や所有権にまで踏《ふ》み込《こ》むことができる。公衆衛生局にできないことなど、ほとんどない。その委員会は、司法権、立法権、行政権をすべて同時にかかえもっているのだ、と。

これは、驚《おどろ》くべき感想だといえる。とにかく、嫌《いや》がるメアリーをむりやり引き連れていったということが、ベーカーの脳裏《のうり》には強く焼きついていたのだ。だからこそ、「権力の大きさ」という言葉で、その行為《こうい》の正当性を確認したかったのだろう。

ソーパーとメアリー

ところで、さっき私が簡単に触れたベーカーのメアリー評と、ソーパーのメアリー評を比べてみるのは興味深い。

ソーパーは、メアリーのことを次のように描写《びょうしゃ》した。年齢《ねんれい》はだいたい四〇歳くらい（実際は三七歳だった）。アイルランド人で独身。背が高く、体格はどうどうとして、とても健康そうに見えた。より細かくいうなら、身長は約一六五センチ、金髪《きんぱつ》に明るい青の目をしている。もしあれほど太っていなかったなら、運動家タイプといってもよかった、と。普通、金髪で青い目というのは、アメリカの男性にとって魅力《みりょく》の代名詞になるのだが、ソーパーは、その魅力的な特徴《とくちょう》は、彼女のあまりにがっちりしすぎた顎《あご》と口の感じで台無しにされていた、と見る。また、彼はメアリーがほとんど男のような歩き方をした、と述べている。

カーヴィング・フォークで突っかかってきたときの印象があまりに強かったのか、二人の会話が予想以上にとげとげしいものだったのか。いずれにしろ、ソーパーは、ほぼ最初から、メアリーにあまり好感を抱《いだ》いていなかったのは確かなようだ。

また、当時の関連記事には、ソーパーの印象を引きずるようにして、メアリーは完全な「アマゾネス」（昔ギリシャにいたといわれる女性の軍隊）であり、体重は優に九〇キロはあるだろう、などという描写もなされていた。

ところが、実際のメアリーは、当時よりは若干若い頃の写真だとはいえ、その写真から推定してみると、ソーパーよりは、ベーカーの人物評に近かったように思える。どちらかというと、きれいな感じの女性、女性らしい女性という印象が強い。身長が一六五センチ前後というのは、当時のアメリカ女性の平均身長がだいたい一五八センチ前後だったのを考えると、たしかに大柄《おおがら》といっていいだろう。だが、いずれにしろ、体重が九〇キロはあったなどというような描写は、とうていにわかには信じがたい。このあたりのメアリーに関する半ば公的な描写には、純粋《じゅんすい》に客観的とはとてもいいがたい、いろいろな要素が反映しているようだ。

ともあれ、このようにして、ソーパーとベーカーという二人の衛生官との格闘《かくとう》の果てに、メアリーはむりやり、当時伝染病を専門にしていたウィラード・パーカー病院というところに連れていかれた。そこで、当局は早速、メアリーの排泄物を調査。尿からはなにも検出できなかったが、便からは、かなり高い濃度《のうど》の腸チフス菌が検出された。ソ

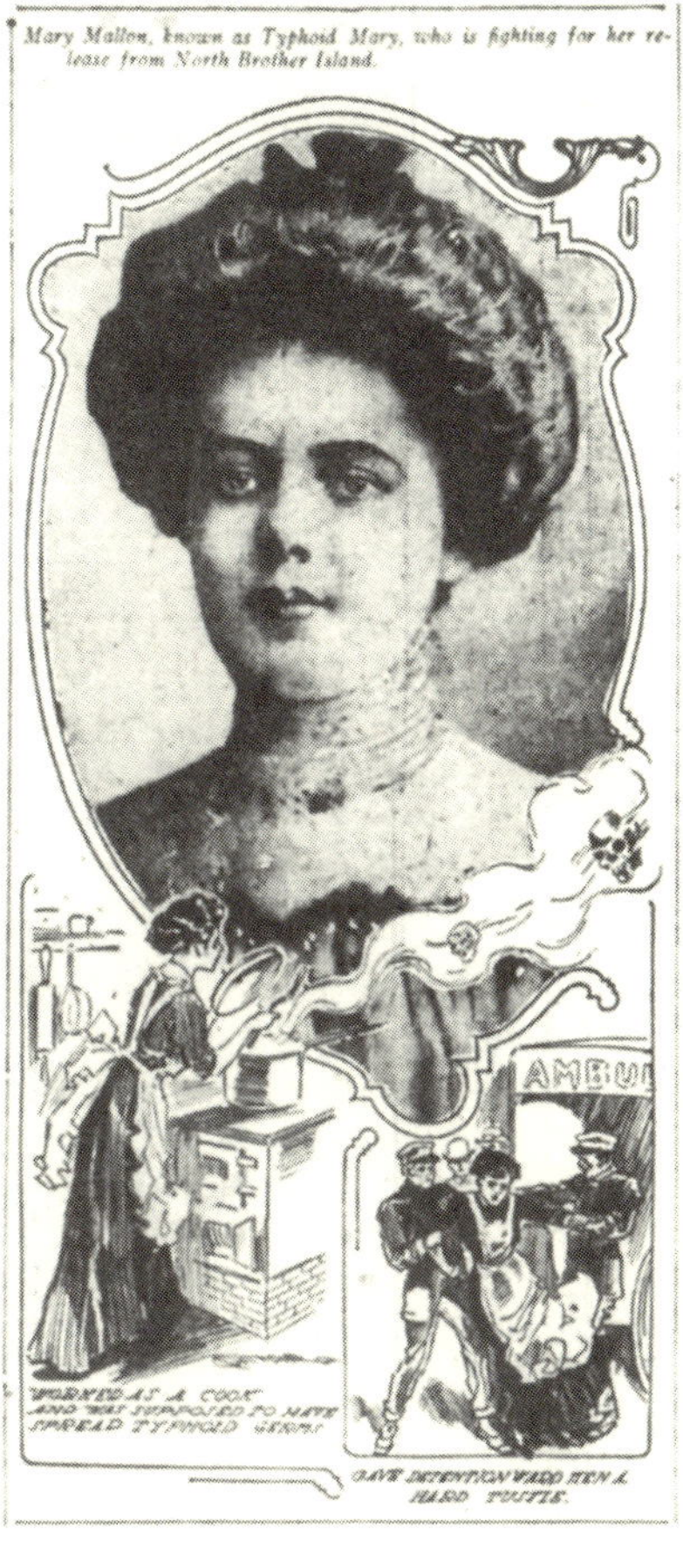
Mary Mallon, known as Typhoid Mary, who is fighting for her release from North Brother Island.
WORKED AS A COOK

1909年の新聞に、２枚の漫画とともに載ったメアリーの肖像
（Judith Walzer Leavitt, *Typhoid Mary*, Boston, Beacon Press, 1996. pp. 140 より）

ーパーの推定は正しかったのである。

ソーパーは、彼女が拘束されて数日後に、病院を訪ねている。病室に入っていくと、ベッドに伏《ふ》せっていたメアリーは、怒りに身を震《ふる》わせるような感じで、彼をにらみつけたらしい。彼は、そんなメアリーに、こういった。もし、お前が最初からもっと協力的でいたら、今ごろはこんなところにはいなかっただろう。間違った考えは捨てて、もっと理性的にならなければ駄目《だめ》だ、と。彼がそういっても、メアリーは一言も返事をせずに、にらみつけたまま。お前は、手を十分きれいには洗ってないのだ。こういっても、やはり彼女はいっさい返事をしなかった。そんな様子を見て、ソーパーは、苦手意識を改めて確認するように、こう思った。この女は、とても激しい気性《きしょう》の女なのだ、と。考えてみるなら、二人の間に、なんらかの「和解」が成立することなど、あるはずがなかった。

ノース・ブラザー島

ともあれ、当局は、この検査結果を受けて、メアリーをノース・ブラザー島にあるリヴァーサイド病院に入院させた。

ノース・ブラザー島は、ハドソン・リヴァーと並んで、ニューヨークを大きく挟《はさ》むように縦断《じゅうだん》するイースト・リヴァーのなかに浮《う》かぶ島だ。それは、長径《ちょうけい》でもせいぜい五〇〇メートルほどの小さな島である。ブロンクスに近く、またすぐそばには双子《ふたご》のようなサウス・ブラザー島がある。ノース・ブラザー島は一八八五年までは無人島だったが、その年、リヴァーサイド病院が、違う島から引《ひ》っ越《こ》してきた。その病院には天然痘《てんねんとう》や結《けっ》核《かく》など、ある程度の隔離《かくり》を必要とする患者たちが収容された。現在では再び、一般の立ち入りは制限され、無人状態に戻っている。

ノース・ブラザー島は、だからもともと、防疫《ぼうえき》の思想、つまり重く恐《おそ》ろしい伝染病に罹った人たちを一定期間隔離するという思想を体現する島だった。ブロンクスの岸からは、わずか五〇〇メートルほどしか離れていないとはいえ、社会との距離《きょり》はとても大きなものだった。それは文字通りの意味で、隔離島だった。

メアリーがその島に行ったときにも多くの結核患者がいた。結核は伝染するからというので、メアリーは病院近くのバンガローをあてがわれた。ただし、バンガローとはいっても、一辺が七メートル前後の正方形に近い形をもつ、掘《ほ》っ立《た》て小屋のようなものだった。

そのバンガローに、看護師が一日三回、食事を運んできた。もっとも、それは、ドア越しに食事の入ったお盆《ぼん》を差し出し、相手が受け取るやいなや、そそくさと立ち去るというようなことの繰り返しだったらしい。やはり、メアリーもまた、伝染性の病気をかかえた危険人物のように見なされていた。

彼女は、それから一九一〇年二月に解放されるまで、まずは三年近くもこのバンガローに住むことになる。だが、その島のなかでは、完全に孤独《こどく》だったというわけではない。特に、看護師のアデライード・オフスプリング（Adelaide J.Offspring）という人とは気があって、ずいぶん親しくつき合っていたらしい。オフスプリングとは、その後一度解放されてから再び戻ってくる一九一五年以降も、長いつき合いを重ねることになる。おそらく、この島で二五年以上も過ごしたメアリーにとって、島で出会った一番の親友が、このオフスプリングだったのだろう。

ともあれ、全体として見れば、不本意な隔離生活であったことに変わりはない。メアリーは、その頃の生活のことを、朝起きて、食事を摂《と》り、またベッドに入る時間になるのをただ待つだけの生活だった、と述べている。

メアリーは、その空《むな》しいやるせなさをかかえたまま、結局成人以降の人生の半分以上もの期間を、この島で過ごすことになる。彼女は、そこで働いていた医療スタッフや、他の多くの患者たちを含めても、この島の住人としては歴史上最も有名な人になった。

治療の試みと検査

病院では、メアリーはただ健康保菌者として隔離され、観察されていただけではなく、体のなかの菌を排除するためにいくつかの薬剤《やくざい》が投与された。だが、結果は思わしくなかった。腸チフス菌は胆嚢に住み着く可能性が高いことがわかっていたので、医師団は彼女に胆嚢摘出手術を勧《すす》めた。だが、彼女は、ことの経緯《けいい》から医師たちに不信感と敵愾《てきがい》心《しん》をもっていたので、耳を貸そうとはしなかった。

なお、治療の試みの傍らで、詳しい検査も行われた。病院に収容された一九〇七年三月二〇日から、裁判騒《さいばんさわ》ぎが起こる一九〇九年六月一六日まで、メアリーは綿密に調べられた。この約二七カ月の間、係官はメアリーから一六三の大便サンプルを採取する。それはだいたい一週間に一、二回のペースということになる。そのなかでは、一二〇個のサンプルが陽性、残りの四三個が陰性《いんせい》という結果が出た。彼女の排菌は間歇的《かんけってき》なものだったということになる。なお、尿も調べたが、尿は常に陰性だった。

メアリーにしてみれば、場合によって、陽性になったり陰性になったりするということ自体が、検査そのものの真実らしさを減らすように思えた。また、自分が本当に腸チフスの保菌者なのだということも、何度人にいわれても、完全には信じ切れないでいたが、この検査結果は、その疑念を一層掻《か》きたてるものになった。

さらに彼女は、衛生局やリヴァーサイド病院側に任せっきりにはせずに、病院に連れてこられるまで一緒に住んでいた恋人のブリーホフ（A.Briehof）に頼《たの》んで、独自のサンプルをニューヨークのファガソン・ラボに送ってもらった。そこで、別個に調べてもらうためにである。そこで得られたデータは、後に彼女が訴訟《そしょう》を起こそうとする気持ちを後押ししてくれるものだった。

命名

一九〇七年三月に病院に送られた時点で、メアリーの個人名がすぐに社会に暴露《ばくろ》されたわけではない。彼女は偽名《ぎめい》で呼ばれ、その偽名自体はその後すぐに忘れ去られてしまう。一方、彼女の存在を社会的に象徴する「チフスのメアリー」（typhoid Mary）という表現は、比較的早くから用いられた。それは一九〇八年六月のこと。シカゴのアメリカ医師会年会で、メアリーのケースが報告される。ただその場合、彼女が誰かは特定できないように配慮《はいりよ》されており、女性で賄い婦をやっていたということくらいしか、個人情報は開示されなかった。ところで、その報告者自身が所用で席を立ってしまった後に、彼女についての質問がでた。彼女の体からの排菌をなくすために外科《げか》手術をするのか、という質問だ。それに対して、報告者と近い関係にあった公衆衛生学者のミルトン・ローゼナウ（Milton Rosenau, 1869-1946）が答えた。いいえ、「チフスのメアリー」は、おそらく外科手術を嫌《きら》って受けないでしょう、と。

これが、確認されている最初の使用例だ、と医学史家のリーヴィットはいっている。ちなみに、ローゼナウには『牛乳問題』（一九一二）と『予防医学と衛生』（一九一三）という本がある。特に、前者は、牛乳の低温殺菌法（六〇度で二〇分）の提唱で有名なものだ。当時は、汚染《おせん》された牛乳から腸チフスに罹る人も多かったので、彼のこの方法はこの本のテーマにとっても重要な画期をなすものだったといっていい。

「チフスのメアリー」という表現は、その後すぐに医学関係者の間では周知のものになったらしい。もちろん、その時点では、それがいろいろな象徴的重みを背負う特殊《とくしゅ》な言葉になるなどとは、医師たちは思っていなかっただろうが。

最初期の社会的反響《はんきょう》

繰り返すなら、まだこの時点では、メアリーが本当はどんな人なのかということは、一般社会には知られていなかった。にもかかわらず、いわば「最低限の事実」だけは、社会に流布し始めていた。彼女が拘束された一九〇七年三月のわずか数カ月後には、いくつかの新聞が彼女に触れている。新聞にとっての彼女の中心的イメージは、腸チフス菌を体にかかえたまま料理を続ける女というものだ。だから、彼女は「コミュニティにとっての敵」であり、「一般市民の健康への重大な脅威《きょうい》」だ、というような言葉が紙面をにぎわせる。

ニューヨーク・ワールドという新聞などは、メアリーのことを「歩く腸チフス工場」と呼ぶ始末だった。「歩く腸チフス工場」は、ないだろうに……。「人間・培養《ばいよう》試験管」などという表現もある。人間というものは、本当に、自分よりも弱い立場に貶《おとし》められた人を見つけると、その人をもっと貶めて喜ぶところがあるらしい。

もっとも、それを単にその新聞だけのせいにするわけにもいかないという事情がある。その背景には、当時のアメリカ・メディア界を牛耳っていた重要人物の影響があった。それは、ウィリアム・ハースト（William R.Hearst, 1863-1951）という人だ。彼は百万長者の息子《むすこ》という恵《めぐ》まれた出自に守られながら、もちろん当人の実力もあり、新聞界で重きをなしていく。その際、彼は、新聞を事実報道という本来の任務だけではなく、一種のセンセーショナリズムで補強するという、いわゆるイエロージャーナリズムの思想を意識的に体現していた。人目を惹《ひ》きつけ、人の心をつかみとるような報道の技術に、いかにして磨《みが》きをかけるか。それが、しばしば彼にとっての重要課題になった。ハーストは、その最盛期にはいくつもの新聞や雑誌、映画会社までも手中に収めていた。またちょうどメアリーの事件が勃発《ぼっぱつ》した頃には、下院議員も務めていた。オーソン・ウェルズの有名な映画『市民ケーン』（一九四一）のモデルは、この人である。

そんな流れのなかで、体に重い病の源になる菌をかかえ、料理によってそれを他人に撒《ま》きちらす存在というのは、センセーショナリズムを増幅《ぞうふく》させるには格好の題材だった。

メアリーの社会的イメージが、多少なりとも歪《ゆが》められ誇張《こちょう》されるというのは、社会情勢から見て一種の運命のようなものだった。

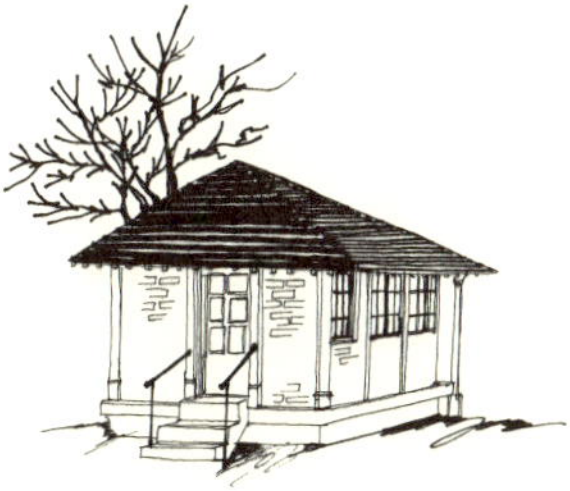

第二章　公衆衛生との関わりのなかで

腸チフス

では、そもそも腸チフスとは、どんな病気なのだろうか。私は医師ではないので、ごく簡単に標準的な記述をするだけにとどめておく。

腸チフス（typhoid fever）は、長い間、曖昧《あいまい》なカテゴリー、「熱病」のなかに入れられていたものの一つだ。特に、ながらく発疹《はっしん》チフスと混同されていた。両者が区別されるようになったのは、ようやく一九世紀半ば頃《ごろ》になってからだ。そして一八八〇年、スイスの細菌《さいきん》学者、カール・エーベルト（Karl Eberth, 1835–1926）によって原因菌が発見される。

古い文献《ぶんけん》から、あのアレクサンダー大王（Alexandros, BC 356–323）が亡《な》くなったのはこの病気のせいではないか、とする説もあるが、もちろん確かなことはわからない。

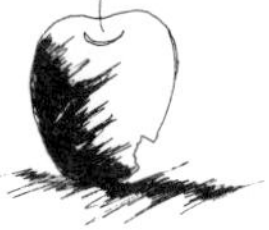

また、第一二代アメリカ大統領、ザカリー・テイラー（Zachary Taylor, 1784-1850）が在職中に急死したのも、この病気のせいだといわれている。彼は一八五〇年の七月初め、公務での式典に参加中、猛暑《もうしょ》に耐《た》えかねて氷で冷やしたサクランボをたくさん食べた。どうやら、その氷が汚染《おせん》されていたらしいのだ。

腸チフス菌（Salmonella typhi）は、サルモネラ属に属する細菌である。症状《しょうじょう》が似てはいるが、若干《じゃっかん》軽い傾向《けいこう》のあるパラチフスの原因菌も、同じ種類に属している。

腸チフスは、汚染された水や食物から経口《けいこう》感染する。菌が体に入って数日から二週間ほどの潜伏《せんぷく》期間のうちに、菌が血液に侵入《しんにゅう》する。すると徐々《じょじょ》に体温が上昇《じょうしょう》し、四〇度前後にまでなる。そしてその高熱が四週間も持続する。脈拍《みゃくはく》が緩慢《かんまん》になり、バラ疹《しん》という特徴的な発疹が現れ、脾臓《ひぞう》が腫《は》れ上《あ》がる。発熱が一カ月程度も続くと、腸に内出血が起きたり、穿孔《せんこう》が生じたりする場合がある（穿孔とは、穴が空くこと。腹膜炎《ふくまくえん》を起こし、当時ならまず助からない）。現在では、有効な抗生《こうせい》物質のおかげで治ることが多くなったが、メアリーの頃には、致死率《ちしりつ》もかなり高く、恐《おそ》れられていた。

なんとも素っ気ない記述で恐縮《きょうしゅく》だが、このくらいにしておく。素人目《しろうとめ》から見ても、四〇度近くもの熱が一カ月前後も続くなどというくだりを読むだけで、患者《かんじゃ》がどれほど苦しかったかは想像できる。

ちなみに、ロシアの文豪《ぶんごう》チェーホフ（Anton P. Chekhov, 1860-1904）には、発疹チフスか腸チフスかは、医学的には曖昧さが残るとはいえ、主人公の倦怠感《けんたいかん》と、その後の人事不省を巧《たく》みに描《えが》いた『チフス』（一八八七）という短編がある。そのなかでは、一瞬《いっしゅん》だけ元気な姿で登場しながらも、主人公が目覚めたときには、彼《かれ》の看病をしたために亡くなってしまっていたという妹が描かれており、哀切感《あいせつかん》を誘《さそ》っている。

チフスと戦争

戦争の歴史のなかでは、発疹チフスも腸チフスも、とても大きな意味を持つ病気だった。戦場では、ろくな食事も与《あた》えられず、狭《せま》い場所での駐屯《ちゅうとん》や汚《きたな》い軍服など、衛生状態は最低だ。だから、発疹チフスを媒介《ばいかい》するシラミが発生したり、汚い水を口にして腸チフスに罹《かか》ったりというような危険は、日常生活に比べれば、ずいぶん高かった。兵士の数から見ればはるかに有利なはずの戦争が、この種の病気が兵営で大発生したおかげで戦況《せんきょう》が逆転したなどということは、歴史上何度もあったのだ。

メアリーの時代に近いところでいえば、たとえば南アフリカのボーア戦争（一八九九～一九〇二）では、腸チフスがイギリス軍の間で猛威《もうい》をふるい、戦死者よりも多い一万人以上の死者をだした。また、一八九八年のアメリカ・スペイン戦争でも大流行し、多くの兵士が兵力としては使いものにならなくなった、といわれている。

チャールズ・シェイピン

さて、これからしばらくの間、メアリー本人の伝記からは少し離《はな》れて、当時のアメリカの公衆衛生学との関わりのなかにメアリーを位置づけることを試みたい。メアリーの処遇《しょぐう》を規定していた理論的な背景が、その過程で、より明確に浮《う》き彫《ぼ》りになるはずだ。

そのためには、時代的にも地理的にも絶対に外せない人物がいる。リーヴィットも彼のことを重視しているが、当然のことだ。それは、チャールズ・シェイピン（Charles V. Chapin, 1856–1941）という人である。シェイピンは一八七〇年代後半以降何十年もの間、第一線で活躍《かつやく》した一流の公衆衛生学者であり、一九世紀終盤《しゅうばん》から二〇世紀初頭にかけてのアメリカの衛生環境《かんきょう》のあり方に多大の足跡《そくせき》を残した。彼はニューヨーク州のそばにあるロードアイランド州のプロヴィデンスという町で、ながらく辣腕《らつわん》をふるった。歴史家ジェームズ・キャサディの『チャールズ・シェイピンと公衆衛生運動』（一九六二）と、シェイピン自身の小冊子『いかにして感染を避《さ》けるか』（一九一八）に即《そく》しながら、最低限、彼の業績を辿《たど》ってみよう。

腸チフスの感染原因

シェイピンは、まさに腸チフスは、どうやって感染するのかという問題に関心を示した。腸チフス菌が発見されてその数年のうちに、シェイピンは腸チフス菌を豚《ぶた》、牛、鶏《にわとり》、鳩《はと》など、いろいろな動物に与えて様子を見た。どの動物も、腸チフスに罹ることはなかった。

一八八八年秋、プロヴィデンスに大規模な腸チフスの流行があった。わずか二週間のうちに二二三症例の患者がでて、そのうちの四七人が死亡した。それを機にシェイピンは、より本腰《ほんごし》を入れて、腸チフスの感染原因を探《さぐ》ろうとする。

まず彼は、気候と地域との関係性に思いを凝《こ》らした。集団発生の少し前には、そうとうひどい雨が続いていた。その雨が、あたりに散在する地下室や汚《お》水溜《すいだめ》に流《なが》れ込《こ》み、汚い水を溢《あふ》れさせることで腸チフス菌が表面に出たのではないか。そう考えたが、二二三の症例が点在する地帯は、地下室や汚水溜の地域よりもずっと広かったので、それだけの原因に限定するわけにはいかなかった。

プロヴィデンス市のかなりの区画はポータクセット川から引いた水を使っていた。そこで彼は、その川の流域全体の調査を開始した。すると、ナティックという工場街の近《きん》隣《りん》で、最近腸チフス患者が二〇人も出たということがわかった。その一帯に住む労働者はカナダ系の労働者だったが、彼らの生活習慣は衛生に無頓着《むとんちゃく》で、とても不潔だった。

患者を看護した人々は患者の便をきちんと管理された場所に捨てるのではなく、その辺にばらまいていた。そしてその汚物は川に流れ込んでいた。

そこでシェイピンは、川の流域一帯の患者の分布を調査。また、それと並行《へいこう》して同じ市でも患者がほとんど出ていない区域の水源も調査した。すると、ほとんど患者のいない地域は、ポータクセット川とは違《ちが》う川を生活水に利用しているということがわかる。こうして、彼は、腸チフスは患者の便が生活水を汚染することからくるのを確認した。

シェイピンその人から離れて、より一般的《いっぱんてき》にいうなら、この当時、大都市の発達がある傍《かたわ》らで、下水処理や飲料水の供給施設《しせつ》の不十分さは、腸チフスの重大な原因の一つになっていた。シェイピンのこの調査は、飲料水の品質管理の重要性を改めて思い知らせるものだった。

なお、シェイピンは、これと同じ頃、当時の一般市民がさかんに使っていた水の濾過《ろか》器《き》が、危険な細菌を取り除けるのかどうかを調べている。そしてそれに否定的な解答を出している。個人が購入《こうにゅう》できるおもちゃのような濾過器ではなく、市が中心となって大規模で有効な濾過装置を作るという目標は、この頃から二、三〇年もかけて徐々《じょじょ》に実現されていく国家的目標になった。シェイピン自身も、ベルリンやロンドンなど、他の大都会での事例を参照して、砂を使った濾過法とか、硫化《りゅうか》アルミニウムのような薬品を使った沈澱法《ちんでんほう》などを、いろいろ検討していた。

攻撃的《こうげきてき》公衆衛生

さて、上記のように、水源と病気の集団発生との相関関係を調べるというのは伝統的な疫学《えきがく》の手法に即したものだったが、シェイピンは、新しい細菌学の知識も積極的に使おうとした。

一八八〇年に腸チフス菌が発見された、と先に述べた。実はちょうどその頃から一九世紀の終わりに至るまでの二〇年間は、重要な病気の原因菌が次々に発見された時期でもある。結核《けっかく》、コレラ、ジフテリア、破傷風《はしょうふう》、赤痢《せきり》などの原因菌が次々に見つかっていた。細菌学の成功は破竹《はちく》の勢いの感があった。シェイピンは、この発展著《いちじる》しい細菌学を公衆衛生学に援用《えんよう》しない手はないと考えたのである。

しかも、その手法はかなり戦闘的《せんとうてき》なものだった。市の衛生局ではすでに重要人物になっていた彼は一八八〇年代終盤、猩紅熱《しょうこうねつ》とジフテリアのすべての症例をただちに市に報告するように命じる攻撃的なキャンペーンを張る。それに違反《いはん》した医師には容赦《ようしゃ》なく罰金《ばっきん》を科した。また、それらの伝染病で死んだ人の葬式《そうしき》は公《おおやけ》にはせず、身内だけで済ませるように命令し、それらの病気がでた家族には公共図書館の本を貸さないと決めた。この手法は、当時、全国的にも注目の的になった。

硫黄燻蒸《いおうくんじょう》と蒸気殺菌

シェイピンは、感染者のでた部屋を硫黄で燻蒸した（燻蒸とは、煙《けむり》でいぶすこと）。彼は特にこの方法を一八八〇年代半ばにはよく用いたが、これではまだ不十分に思えたので、八〇年代終盤には、今度は水蒸気による消毒法を試《ため》してみた。衛生局は、伝染病が発生した家にただちに急行し、関係者でまわりを取り囲む。そして、品々を運び出した後で家を蒸気で消毒するのだ。ポータブルの蒸気噴射器《ふんしゃき》を使うこともあった。ただ、この蒸気消毒を行うと、壁《かべ》のペンキは剝《は》げかかり、壁紙は浮き上がった。彼はこの手法をただ闇雲《やみくも》に行うのではなく、前もっての実験で、どの程度の殺菌効果があるのかを調べることも怠《おこた》らなかった。

また、その過程で従来の硫黄燻蒸の有効性も調べてみた。すると、それは殺菌にはそれほど大きな効果がないことがわかった。ただ、一般市民はその手法に慣れ親しんでいたので、ときどきは要望があった。その場合には、市民の要請《ようせい》に応じて硫黄燻蒸を行った（なお、消毒用の燻蒸には、一九世紀終盤頃までにはホルムアルデヒドという物質が使われるようになる。それは大変な悪臭《あくしゅう》がしたが、大衆的想像力の文脈では、悪臭がする方が効き目があるように思えたので、かえって好都合だった）。

「病気の汚物理論」の批判

シェイピンは一九〇二年にキューバに行き、そこで医師たちが、恐ろしい伝染病の一つ、黄熱《おうねつ》に関して行っている実験に注意を引かれた。黄熱を媒介《ばいかい》する可能性のある蚊《か》を使った実験が行われる傍《かたわ》らでは、ボランティアが黄熱患者の汚《よご》れにまみれた特殊《とくしゅ》環境に住み込むという実験をしていた。その結果は印象深いものだった。蚊はたしかに病気を媒介したが、他方で、一般的な汚染環境は、発病には直接関係しないということがわかった。

それは、公衆衛生学的には、きわめて興味深い事実を示している、と彼は考えた。従来、動物の死骸《しがい》、汚れた地下室、汚水溜など、汚い環境こそが、さまざまな病気の巣窟《そうくつ》になるという「病気の汚物理論」が、公衆衛生学では支配的だった。だからこそ、その種の汚れた環境の改善と一般的環境の整備が重視されてきたわけだ。だが、極言すれば、通りがきれいであろうがなかろうが、ゴミがすぐに撤去《てっきょ》されようが放っておかれようが、そのこと自体は、病気の蔓延《まんえん》には直接関係はない、と彼は見る。

この考え方は、当時の公衆衛生学の前提に刃向《はむ》かうものだったので、関係者たちに驚《おどろ》きとショックを与えた。現時点で見てみるなら、シェイピンのこの議論には若干の行き過ぎがあるようにも思える。だが、細菌学の重要性をなんとしてでも周りに認識させようとしていた彼にとって、これは、定説の転覆《てんぷく》のためには必要な作業だったに違いない。

周辺環境から個人へ

それでは、病気の、より危険な源泉はなんだというのか。

それは、体内に危険な病原因子、つまり病原菌をもっている個人の方なのだ、とシェイピンはいう。接触《せつしょく》感染や空気感染、家庭内感染などの方にこそ、公衆衛生学者は注意を向けるべきだ。そして、一般的環境の整備も、まるで無意味とはいえないまでも、むしろ健康な個人が、危険な個人へと変化しないような手だてを講じるべきだ。危険なのは、汚物に満ちた穴でもなければ、患者が長らく愛用していた箪笥《たんす》や置物《おきもの》でもない。というのも、多くの細菌は人体や媒介生物の外では比較的《ひかくてき》短い時間内に死滅《しめつ》してしまうからだ、とシェイピンは考えた（ただし、腸チフス菌の場合は比較的長く生き残るようだと注記している）。より危険なのは、生きた人間そのもの、たとえば、くしゃみをしたり、つばを飛ばして話し込んだりする結核患者やジフテリア患者なのだ。

シェイピンのこの考え方をきっかけとして、公衆衛生学は、一般的環境の俯瞰的《ふかんてき》整備というよりは、危険な個人の各個撃破に照準を合わせ始める。

これは従来の公衆衛生学が細菌学の成功に刺激《しげき》を受けて、細菌学への接近を図《はか》り、「危険の公共性」と「危険の個人性」を統合しようとしたものだ、と位置づけることができる。しかも、その統合の仕方は、後者を中心にしたものなのだ。

それと並行してシェイピンは、個人ができる限り健康でいられるようにするために、大人にも子どもにも簡単にできる衛生作法を提言している。たとえば、つばを吐《は》くな、指を口にもっていくな、鼻を手や袖《そで》で拭《ふ》くな、本の頁《ページ》をめくるときに指を唾液《だえき》で濡《ぬ》らすな、硬貨《こうか》を口に入れるな、リンゴやキャンディの食べ回しはやめろ、などといったことである。

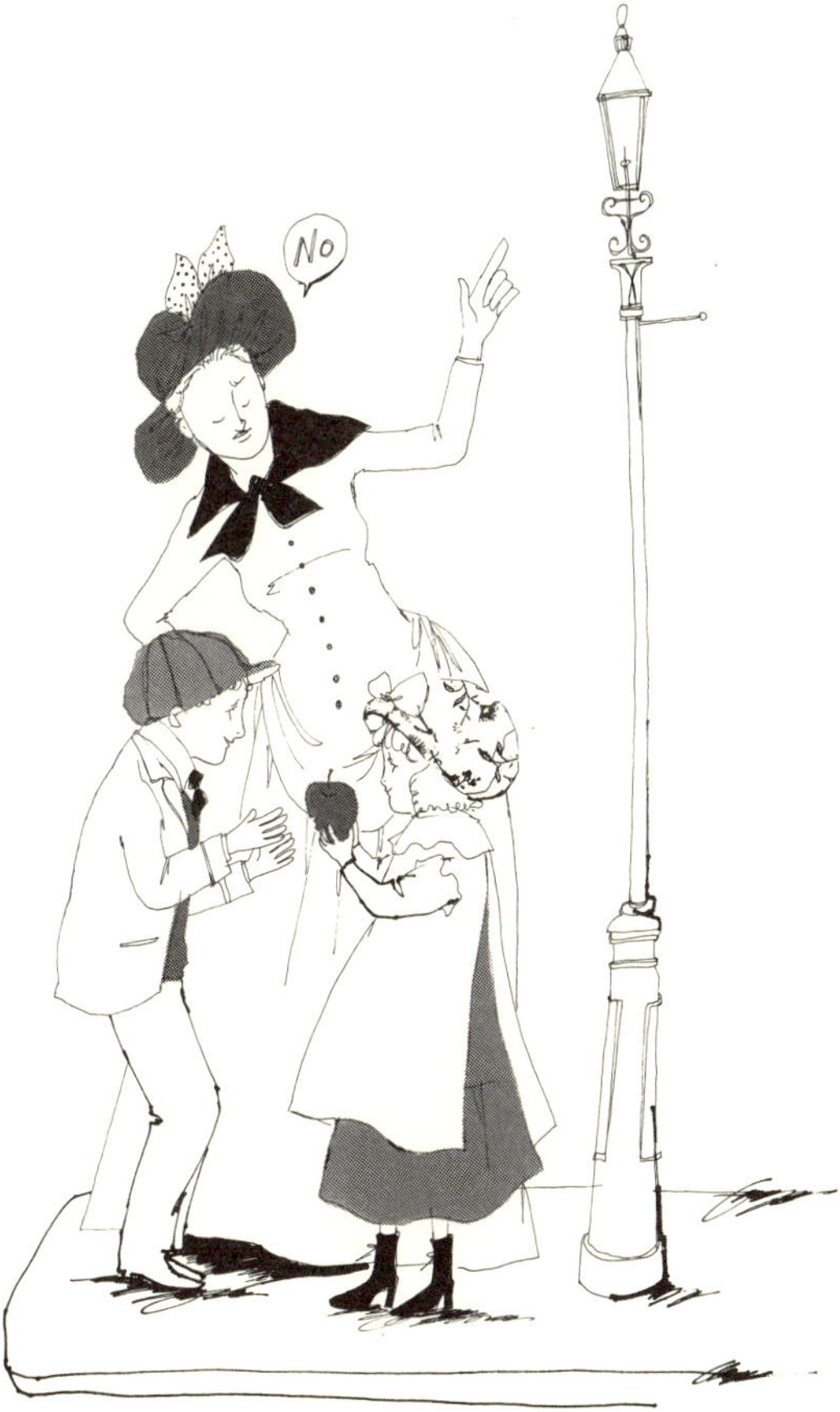
No

健康保菌者の危険性

このように、一般社会の健康にとっての危険因子が、汚れた環境から、病原菌をもった個人へといわば収斂《しゅうれん》を遂《と》げようとしているときに、とりわけ健康保菌者が危険視されるようになっていったのは、理の当然だった。

というのは、重い病気に罹った患者は家か病院のベッドに伏《ふ》せっており、そこら辺を歩き回るということはないからだ。しかも、彼らは一見して、普通の健康状態にはないということが傍目《はため》にも明らかなので、感染を恐れるのなら、近づかないようにするのは簡単だからだ。

ところが、当人はいたって元気、または元気そうに見えるのに、体のなかには危険な病原菌をもっているという健康保菌者の場合には、わけが違ってくる。彼らは、「歩き回る危険性」そのものであり、上記のようなシェイピン的な発想のなかでは、とりわけその危険性に焦点《しょうてん》があてられるのは当たり前のことだった。

劇場で隣《となり》に座《すわ》る紳士《しんし》が、速達をもってきてくれる配達人が、にこやかに微笑《ほほえ》む妙齢《みようれい》の女性が、元気なように見えても、その実、恐ろしい細菌を体に隠《かく》しもっているのかもしれない。あそこにも、ここにも、「危険性」は歩き回っている……。腐敗臭《ふはいしゆう》を放つゴミや猫《ねこ》の死骸なら、存在自体がいかにも危険だという宣伝をしているようなものだから、避けるのはたやすい。だが、本当に危険なのは、危険そうには見えないのに、知らないうちに他人に病魔《びようま》を撒《ま》きちらす健康保菌者なのだという構図が、徐々に完成していく。

メアリーが最初に拘束《こうそく》される一九〇七年頃には、このような視点の変化が、公衆衛生学のなかで進行しつつあったと考えることができる。彼女はとにかく隔離《かくり》されねばならないという社会的反応が、強い異議申し立てもないままに進行していったのも無理もない、といわざるをえない。

健康保菌者という概念《がいねん》

ちなみに、健康保菌者という概念は、それほど古い概念ではない。

優れた医学史家、ジョージ・ローゼンの『公衆衛生の歴史』（一九五八）第七章には、その歴史についての簡単な説明がある。その可能性を最初にほのめかしたのは、一九世紀最大の公衆衛生学者の一人、マックス・ペッテンコーファー（Max Pettenkofer, 1818–1901）だった。彼は一八五五年にはすでに、コレラについて、その健康保菌者がいる可能性があると示唆《しさ》していた。ただ、それは単なる示唆にとどまり、確認はされないままだった。

次に健康保菌者が取り沙汰《ざた》されるのは、ジフテリアのケースだ。先にも名前が出てきたニューヨーク市衛生局のビッグスが一八九〇年代初頭に雇《やと》ったウィリアム・パーク（William H.Park, 1863–1939）という人が、ジフテリアの健康保菌者の可能性を指摘《してき》する。パークは、ジフテリア患者が出た家族の喉《のど》が、ジフテリア菌陰性《いんせい》でない限り、それらの人々も危険な感染源と見なすべきだと明確に述べている。

そして、健康保菌者の可能性が指摘された三つ目の病気、それがまさに腸チフスだった。前にも触《ふ》れたように、アメリカ・スペイン戦争（一八九八）のとき、アメリカ軍は多数の腸チフス患者をだした。有名なアメリカの軍医、ウォルター・リード（Walter Reed, 1851-1902）は、その戦争を契機《けいき》にして腸チフスの重要な研究を残し、健康保菌者という概念を前面に押《お》し出《だ》した。チフスの保菌者という考え方は、細菌学の大家コッホ（Robert Koch, 1843-1910）らにも受け入れられる。

さらに、一九〇〇年代の最初の一〇年間には、流行性脳脊髄膜炎《のうせきずいまくえん》のような他の疾患《しっかん》でも、類似《るいじ》の例が認められていき、その流れは、シェイピンの主著『感染の源泉と様式』（一九一〇）のなかで完全に確認されることになった。

だが、逆にいうなら、メアリーが最初に収監《しゅうかん》された一九〇七年三月の時点では、まだ医学界内部でも完全にその概念が確立されているとはいえないような状態にあったということだ。その状況下にあって、メアリーのような一般人が、健康保菌者などという言葉をまったく聞いたことがないというのは、当然だった。そして事実、当のメアリー自身が、アメリカで最初にその存在を確証されたチフスの健康保菌者だったのだ。

なお、これ以降、健康保菌者のことをキャリアと呼ぶことにしよう。

這《は》いまわるキャリアたち

メアリーのようなキャリアの存在を否定しようがなくなると、それは同時に、ある心配事となって医学界を悩《なや》ませることになった。シェイピンは、チフスのキャリアは、主に二つのケースから発生すると考えていた。まずは、通常の発症過程を辿り、運よく死を免《まぬか》れて軽快していく人々のなかから。次に、チフス菌に感染するのだが、なんらかの理由でほとんど症状らしい症状をださず、そのまま知らぬうちに治ってしまう人。この二つのケースから、キャリアが生じる。

シェイピンは、キャリアの概数を、だいたい、総患者数の三％程度と見積もっていた。上記のように、キャリアは、一般市民の健康環境の確保にとってとりわけ重大な脅威《きょうい》になりうると考えてよかった。しかし、現実問題としては、彼らは脅威であることは十分認識されつつも、完全制御《せいぎょ》は不可能な存在になりつつあった。なぜなら、彼らの数があまりに多すぎたからである。

先に私が、この頃のアメリカでは、ただニューヨーク市一つをとっただけでも毎年三〇〇〇人から四〇〇〇人の腸チフス患者が出ていたと書いていたことを思い出してほしい。より正確にいうなら、一九〇七年のニューヨーク市内でのチフス患者は四四二六人、一九〇八年は三〇五八人だった。そしてアメリカ全土では、当時だいたい毎年二〇万人前後の患者が発生していた。ということは、三％の発生率というのを一応正しいとすると、一九〇七年のニューヨーク市には一三二人、一九〇八年のニューヨークには九一人のキャリアが誕生し、アメリカ全土では、毎年六〇〇〇人の新たなキャリアが発生する、という計算になる。

そのそれぞれが、病院のベッドでじっとしているというわけではなく、それぞれの日常生活をかかえて仕事をしているわけだから、そのキャリアたち全員を、メアリーさながらに特定し、拘束し、観察し続けることが可能だなどとは、関係者の誰《だれ》も思っていなかった。

だが、逆にいうなら、なぜメアリーだけが、そんな風にずっと監禁生活のような生活を送らねばならないのか、ということにもなる。この点は、また後で論じ直すことにする。

小僧《こぞう》っ子ジンの死

さて、メアリーからはさらに離れることになるが、ほぼ同時代に実行された印象深い隔離政策があるので、ここで紹介《しょうかい》しておこう。

歴史家アラン・クラウトの『沈黙《ちんもく》の旅人たち』（一九九四）には、チフスのメアリーと一緒《いっしょ》に、一人の男のことが取り上げられている。その人は「小僧っ子ジン」（Chick Gin）と呼ばれていた中国系移民だった。彼は一八八四年にカリフォルニア州に移住して以来、順調に経歴を積み重ね、一九〇〇年当時は、サンフランシスコで材木置き場の経営者になっていた。当時、彼は四一歳《さい》。

一九〇〇年一月末、彼は体調が悪くて医師の診察《しんさつ》を受ける。全身の虚脱感《きょだつかん》や頭痛に加え、胸、背中、膀胱《ぼうこう》にも痛みを感じる。中国人の医師は膀胱の炎症だと考え、薬を与える。九日後、熱は下がり、苦痛も去った。ところが彼の鼠径部《そけいぶ》（腿《もも》の付け根）のリンパ腺《せん》が腫《は》れ上《あ》がり、右側のそれはかなり固くなっていた。尿道からも下《お》りものがあったので、ジンは淋病《りんびょう》に罹ったのではないか、と思った。だが彼はもう医者にかかろうとはせず、そのまま放置した。その約二週間後、ひどい嘔吐《おうと》と下痢を繰《く》り返《かえ》した末、全身衰弱《すいじゃく》のために、安宿の一室で彼はあっけなく息を引き取る。

衛生局のパニック

サンフランシスコの衛生局は、ジンがアメリカ人の医師に診《み》られることなく、そのまま死亡したということを重視。三月六日、警察は、ジンの死後解剖《かいぼう》を行うためにウィルソン医師を安宿に召喚《しょうかん》した。ウィルソンは、ジンの全身の痩《や》せ具合、そして鼠径部の腫れに注目し、警戒感《けいかいかん》をもって市の衛生局、主任衛生官オブライアンに報告。オブライアンは、細菌学者のケロッグにさらに調べさせる。するとケロッグは、ジンは腺《せん》ペストで死んだ可能性があると考え、精密検査のために患部の組織を専門のラボに郵送する。同時に彼は、その可能性をオブライアンにも告げる。

ペストだって？　恐怖《きょうふ》の声が部屋じゅうに響《ひび》き渡《わた》り、その晩、サンフランシスコの衛生局は、局全体が嵐《あらし》のようなパニックに陥《おちい》る。

彼らは、ラボの検査が終わるまで待つことはなく、さっそく行動を開始。サンフランシスコの中国人街全部を完全封鎖《ふうさ》するために、警察署に連絡。三二人の警察官がただちに派遣《はけん》され、中国人街にいた白人は即刻、全員が待避《たいひ》させられた。

こうして、一九〇〇年三月七日の朝、町の約二五〇〇〇人に及《およ》ぶ中国人たちは、目覚めてみると、区画一帯に防疫《ぼうえき》ロープが張《は》り巡《めぐ》らされ、自分たちは完全に隔離されているということを知ったのである。

穢《けが》れの街

この、まるで映画のような話は、やはり私たちを驚かせるだけのものをもっている。

たしかに、一九世紀半ば以降、かなり急速に増えていた中国系移民に対して、アメリカ人が、そもそもかなりの反感をもっていたということはあるだろう。また彼ら欧米人《おうべいじん》にとって、われわれ日本人や中国人など、黄色人種の顔や風采《ふうさい》が与える否応《いやおう》のない違和感、中国系移民の貧しさと、そこからくる不潔な環境なども、この過激な隔離政策に陰に陽に影響《えいきょう》を与えていたはずだ。

しかも、問題になっているのは、あのペストである。原因菌が発見されたのは一八九四年。だから、まだ当時は発見されたばかりの時期に相当する。普通は鼠《ねずみ》を刺《さ》すノミによって媒介されるが、時に、肺ペストとして空気感染することもある。だが、当時は、まだこの種の感染様式についての正確な知識はなかった、あるいは少なくとも流布《るふ》してはいなかったと考えて大過ない。

さらには、一四世紀の黒死病（ペストの俗称）を知る欧米人にとって、ペストは別格の恐怖感を与える「疫病のなかの疫病」だ（黒死病の大流行で、ヨーロッパ全体の人口は激減した）。

これらの要素がない交《ま》ぜになり、まだ確定診断さえついていない病気の発生について、半ば過剰《かじょう》な反応がもたらされた、と見るべきだろう。

文化的錯綜《さくそう》のなかの囚《とら》われ人

翻《ひるがえ》って考えてみるなら、メアリーもまた、移民の一人だった。たしかに、黄色人種ではなく、白人ではあった。だが、貧しくカトリック系のアイルランドの移民だ。これが彼女に対する処遇になんらかの影響を与えなかったはずはないと考えて、まず問題ないのだ。

要するに、公衆衛生とか防疫とかいっても、純粋《じゅんすい》に客観的な科学的判断だけに基づいているのではなく、この種の社会的で文化的な因子との錯綜のなかで、その具体的な成り行きが左右されるということだ。その意味では、メアリーもまた、その文化の織り目のなかに組み入れられた、一本の細い糸のようなものにすぎなかった。

第三章　裁判と解放

法的な問題

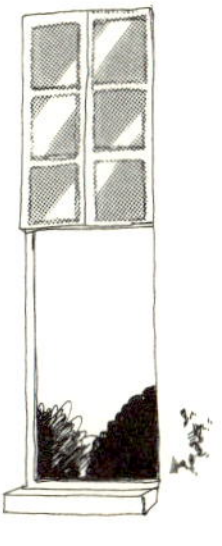

さて、再び、メアリーの話に戻《もど》ろう。一九〇七年三月に、ベーカーと警察官にむりやり連れ去られたというのは、先に述べたとおりだ。だが、この時点で、そもそもそんな風にして人を連れ去り、しかも強制的に隔離病棟《かくりびょうとう》に入院させるということに対する法的な根拠《こんきょ》は確固たるものだったのだろうか。たしかに同じ年に、三五人の結核患者《けっかくかんじゃ》がリヴアーサイド病院にやってきている。しかし、結核患者は病人だといって問題ないが、キャリアは、当人自身はいたって健康なわけだから、結核患者と同じ扱《あつか》いをするというのは、どうだろうか。先に名前をあげたウィリアム・パークはそれを問題にした。メアリーは、別に法律を犯《おか》すようなことはなにもしていないのだ。

しかも、メアリーは、隔離病棟にいる間、関係者に電話をかけることさえ禁じられていたらしい。なぜそこまで完全隔離をする必要があったのだろうか。

「チフスのメアリー」の露《あら》わな登場

ところで、この一九〇七年の時点では、彼女《かのじょ》の本名や、個人名につながる情報は、世間一般《いっぱん》にはいっさい知らされなかった。大衆は、半ば謎《なぞ》のこの人物について、その人がキャリアで、病院そばの「掘《ほ》っ立《た》て小屋」、または「豚舎《とんしゃ》」（のようなもの、という意味）に住んでいるらしい、ということくらいしか知らなかった。

メアリーが一般社会に明確な個人名を伴って姿を現すのは、一九〇九年六月、彼女が自らの解放を求めて訴訟《そしょう》を起こす段階になってからのことだ。

一九〇九年六月二〇日、いまや医学史上有名なものになった挿絵《さしえ》とともに、メアリーはニューヨーク・アメリカンという新聞の一面を飾《かざ》る。そこにはまず、総題として大きな活字で「チフスのメアリー」という言葉が印刷されている。そして、見出し文として、

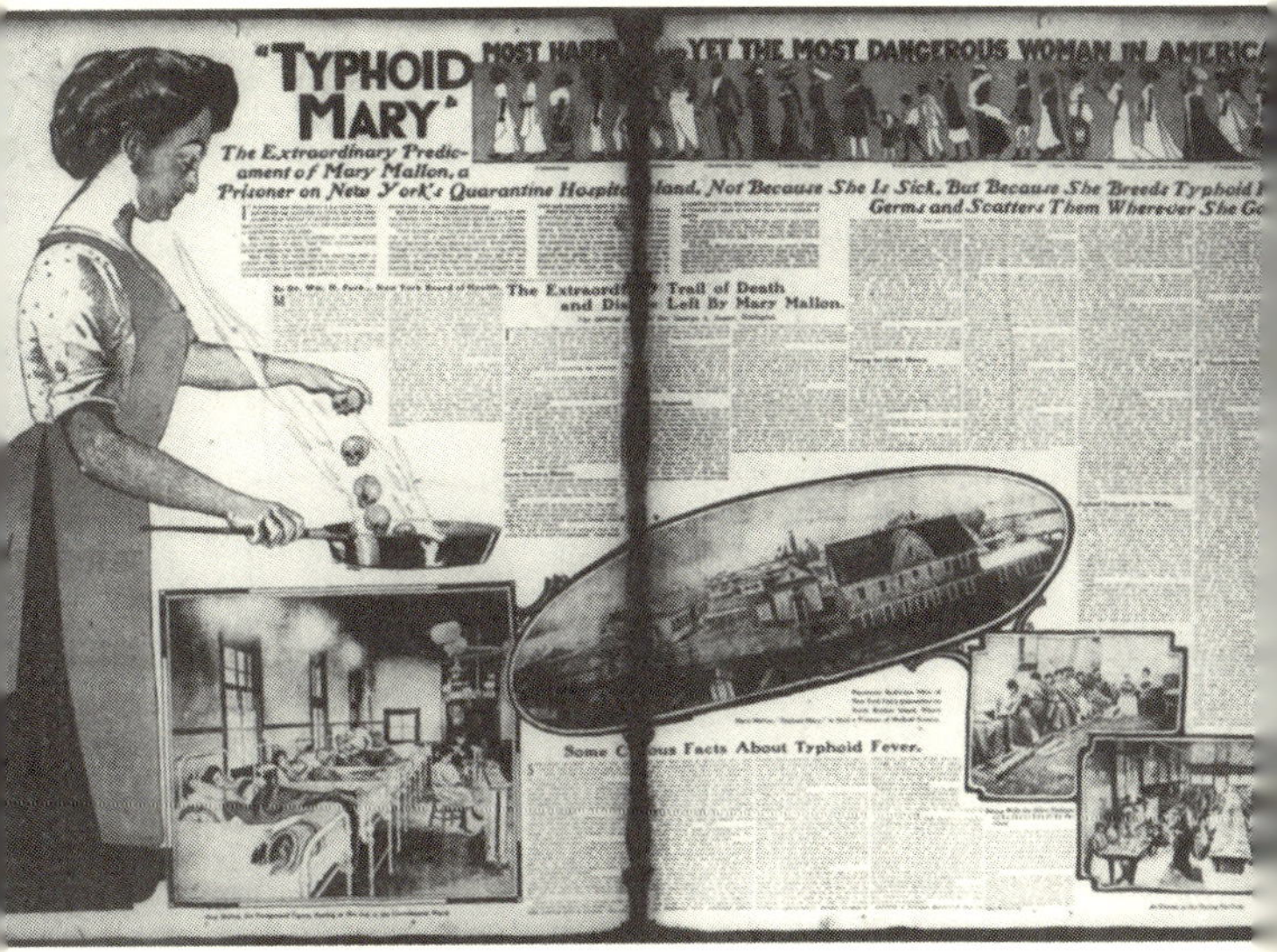
"TYPHOID MARY"
YET THE MOST DANGEROUS WOMAN IN AMERICA
The Extraordinary Predicament of Mary Mallon, a Prisoner on New York's Quarantine Hospit
land, Not Because She Is Sick, But Because She Breeds Typhoid
Germs and Scatters Them Wherever She Go
The Extraordi Trail of Death and Dis Left By Mary Mallon.
Some C us Facts About Typhoid Fever.

“Typhoid Mary”（チフスのメアリー）と題された記事。「ニューヨークアメリカン」紙、1909年６月20日版　(Judith Walzer Leavitt, *Typhoid Mary*, Boston, Beacon Press, 1996. pp. 135 より)

「アメリカで、最も罪がないとはいえ、最も危険な女」という文章が読める。「アメリカで最も危険な女」……。まだこの時点では、二二人に感染《かんせん》させ、一人が死亡したという「犯罪歴」があるだけだったのだから、それは、いささか大げさで、正確さを欠いた表現だった。しかも繰《く》り返《かえ》すなら、当時はニューヨークだけでも毎年何千人もの腸チフス患者が出ていた頃《ころ》だったのだ。

この記事では、なんといっても、紙面の左端《ひだりはし》を大きくふさぐ女性のイラストが印象深い。それは、髪《かみ》を結《ゆ》い上《あ》げ、エプロンをし、穏《おだ》やかな表情でフライパンになにかを入れている女性の絵だ。フライパンからは火のようなものが立ち上がる。それは、ごく普通《ふつう》の台所の光景のようにも見える。だが、そうではない。その女性がフライパンに入れているものは、卵のような形はしているが、まぎれもない頭蓋骨《ずがいこつ》なのだ。人に死をもたらす毒のような料理。その料理を平然と調理する女。チフスのメアリーについての大衆的想念を決定づける強烈《きょうれつ》なイラストが、メアリーが個人名で大衆の面前に現れた最初の瞬《しゅん》間《かん》に提示されたということになる。メアリーについてのその後の社会的イメージは、この最初の絵の影響《えいきょう》から完全に逃《のが》れることはない。

ただ、その記事にはこうも書かれていた。彼女自身は別になにも悪いことをしていない。だが、おそらく彼女は「終身刑」だろう、と。センセーショナルな頭蓋骨とフライパンの図柄《ずがら》にもかかわらず、この記事は、むしろ彼女に対する世間の同情心を引き起こした。

ある判例

さて、この記事が出るきっかけにもなった、訴訟はどうだったのだろうか。

メアリーの解放を求める人身保護令状の請求《せいきゅう》は、弁護士ジョージ・オニール（George F.O'Neill）によって行われた。当時、オニールは三四歳《さい》。彼《かれ》は医学的訴訟に関わる弁護士と見なされていたが、事実上は、まだ弁護士としてそれほどベテランとはいえなかった。また、このメアリーの裁判のわずか四年後には結核と診断《しんだん》され、療養《りょうよう》旅行などの努力も空《むな》しく、診断を受けた次の年の一九一四年一二月に三九歳で逝去《せいきょ》している。もし、彼がそのまま長く元気でいたなら、メアリーが解放後、再び逮捕《たいほ》されてからの人生には、かなりの違《ちが》いがあったかもしれない。

裁判は一九〇九年六月末から七月初頭にかけて行われた。それまでの二年三カ月ほどの時期について、メアリーは腸チフスの感染状態にあり、医師のケアを受けていると説明されている。そこで引き合いに出されたのが、一九〇五年連邦《れんぽう》最高裁による、「ジェイコブソン対マサチューセッツ州」判決だった。

ヘニング・ジェイコブソン(Henning Jacobson)は、公《おおやけ》に強制された天然痘《てんねんとう》のワクチン接種をしたいとは思わず、それを拒否《きょひ》した。それに対してマサチューセッツ州は、天然痘患者が発生した場合には、州のすべての住民がワクチンを接種する義務がある、と主張。それに対して、ジェイコブソンは、その種の強制は個人の権利を侵害《しんがい》するものだとして裁判所に訴《うった》えた。

だが、その裁判の過程で示された司法的な判断は、ジェイコブソンに厳しいものだった。アメリカ合衆国憲法はたしかに個人の自由を保障してはいるが、それは、個人がいついかなるときにも、あらゆる拘束《こうそく》から自由だということを意味するものではない。そしてそのことは、個人の生命、自由、財産などの保護をとなえた合衆国憲法第一四修正を念頭に置いても、大枠《おおわく》は変わらない。すべての個人が、公の善のために従わなければならないようなことは、いくつもある。この場合、公益のために働く衛生官に従わない個人またはグループは、他の一般市民の危険を増大させることになる。これが一番の問題だ、と判事たちは考えた。

ただ、それと同時に、もしワクチン接種の強制に従わない個人がいる場合には、その人を病院に連れてきてむりやりワクチンを接種するというのではなく、その人を逮捕し、罰金《ばっきん》を科し、防疫《ぼうえき》のために隔離するなどの処置をするのが適当だとも見なされた。

これと同じ考え方が、結局は、メアリーの裁判を担当した判事たちにも採用されることになる。一般人の健康の保護という観点から、メアリーに対する自由の制限や検査、防疫などは、正当化されたのである。

オニールの問いかけ

それに対して、弁護士のオニールは、自分が健康だと感じているのに、実験室の結果から、その人を一種の病気だと見なして病人扱いにするということが、本当に適切なのか、と問いかけた。メアリーにはいかなる病気の徴候《ちょうこう》もなく、本人もいたって健康だと感じている。だから彼女は病気とはいえない、と彼は主張した。

そして、仮に一定の危険性をメアリーがかかえていたとしても、当局は、彼女を無期限に拘束しておく権利はない、と。なぜなら、腸チフス菌《きん》に感染している人は、メアリーのような目にあっても仕方がないという理屈《りくつ》が通るとしたら、それは、結核や他の似たような病気に感染している人々にとっても、同じことになるだろうからだ。病原菌に感染しているというだけで、その人が家族や家庭から引《ひ》き離《はな》され、一生の間、ノース・ブラザー島に隔離されるというようなことが、本当に許されるのだろうか。オニールは、こう問いかけた。

この言葉は、少なくとも私の耳には説得的に響《ひび》くが、君はどう感じるだろうか。

この裁判は一般社会の耳目《じもく》も引いたようだ。当時の新聞には、いまのオニールの訴えにも通じる、一つの記事が載《の》った。もし哀《あわ》れな女性に「チフスのメアリー」という名前が付けられるというのなら、いっそのこと、彼女にもっとお仲間を増やしてやってはどうか。「麻疹《はしか》のサミー」、「扁桃炎《へんとうえん》のジョセフ」、「猩紅熱《しょうこうねつ》のサリー」、「おたふく風邪《かぜ》のマ

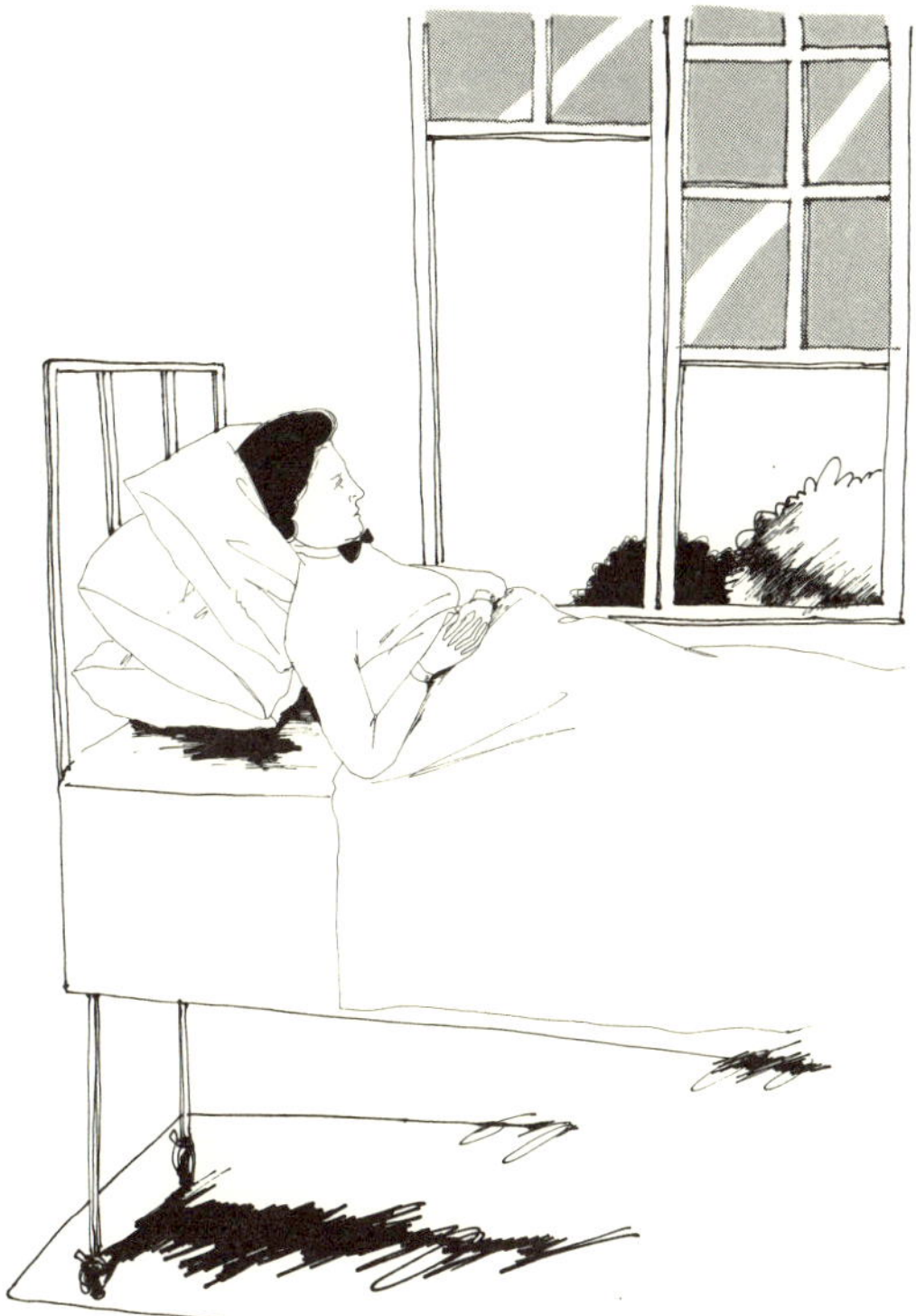

チルダ」などなど、なんでもござれだ、と。

さらにオニールは、次の点も問題にした。そもそも当人は健康だと思っているのに実はキャリアなのだという判断自体が、絶対に確実かどうかはわからない。それに、より大きな問題は、この女性個人だけに、物事の責任を押《お》しつけるわけにはいかない、という点にある。彼女が働いていたのはとうてい満足のいくような労働環境《かんきょう》のなかではなく、不潔で不衛生なところだったのだ。チフスが発生したところに彼女が働いていたからといって、それが、彼女が感染源だということの証拠になるとでもいうのか。そこの雇《やと》い人《にん》がどこか他からもらってきたのかもしれないし、そもそもチフスは、普通、水の汚染《おせん》などで起こることが多いではないか。それら他の可能性を網羅的《もうらてき》に調査したとでもいうのか。

第一、百歩譲《ゆず》って、メアリーが感染源だったとしても、彼女が死に追いやったといわれているのは一人だけ。ところが一九〇七年にはニューヨークだけで四〇〇〇人以上ものチフス患者が出ている。いったい、どういう見方をすれば、彼女個人が「公衆にとっての脅威《きょうい》」などといえるのか。危険は、むしろ市のあちこちに散らばっているというべきではないのか。

ひいき目なのかもしれないが、どちらかというと、オニールの議論は説得力をもって私に迫《せま》ってくる。ただ、ひいきの引《ひ》き倒《たお》しにはならないように注意しなければならないが……。

メアリーの主張

この訴訟の間、頑張《がんば》っていたのは、なにも弁護士のオニールだけではない。メアリー自身が、機会を与《あた》えられたときには自分の考えを述べようと努力した。彼女は、自分が働いた家族の全部からチフス患者がでたわけではないという点を強調した。

たしかに、その論点も、無意味とはいえない。彼女が働いたいくつかの家庭からチフス患者がでたということを根拠にメアリーを感染源だと見なす一方で、チフス患者がでなかった家庭のことは一切不問に付すというのは、変といえば変だ。一八九七年以降のデータはソーパーによってかなり詳《くわ》しく調べられているとはいっても、それでも、その時期以降に関係した全部の家庭からチフスが発生しているわけではない（もっとも、これをあまり強く主張すると、統計学的認識の立つ瀬はなくなってしまうわけだが……）。それに、彼女自身の視点に立って考え直してみるなら、一八九七年を起点とするという根拠はなくなる。

もし九七年以前にいくつもの家庭で仕事をし、その多くの場合に、チフス発生などはなかったとするなら、彼女が、自分のことを危険なキャリアだと考えざるをえないという必然性はなくなる。もちろん、とても若い頃の彼女は、まだ実際に感染していなかったのだから、いくつもの家庭で平穏《へいおん》無事に過ごせたなどといっても反論にはならない、と当局側はいうだろう。だが、彼女は、そもそも病識をもった経験がないのだから、病前・病後の条件を分けるという前提自体が、彼女の視点からは成り立たない。

事実、彼女は、自分がとても健康で、腸チフスになど罹《かか》ったことさえないという点をとりわけ声高に主張した。自分の体に何の変調も感じないのだから、自分が他人の健康に危害を加えるなどというのはありえない。これは、彼女の反省的な実感だった。二年以上もの間、一人で自分の考えを公にできる機会を待っていたのだから、彼女の話に力がこもったのも無理もない。

それに彼女は、ただ自分の感情的な直感だけに頼《たよ》ったわけではない。この二年三カ月あまりの間、彼女は何度も当局の要請通りに自分の便のサンプルを提供し続けてきたというのは、先に述べたとおりだ。そして、それらの結果は、あるときは陽性で、あるときは陰性《いんせい》というように、間歇的《かんけってき》な性格を帯びていた。ただ、なぜかはわからないが、先に触《ふ》れたファガソン・ラボに送ったサンプルは、常に陰性だった。ファガソン・ラボの結果を見て、彼女は、自分は本当は腸チフス菌のキャリアなどではないのだ、とひそかに確信した。

ちなみに、メアリーは裁判中の一九〇九年七月、自分の弁護士に哀切感《あいせつかん》に溢《あふ》れた次のような手紙を送っている。最初に隔離島に連れてこられたとき、あまりに意気消沈《しょうちん》し、絶望したので、そのうちに目の調子がおかしくなった。左目が引きつったような感じになり、それがしばらく続いた。せっかく病院にいるのだから、目の治療をしてくれるように医師に訴えたが、ほとんど相手にしてくれなかった、と。

孤軍奮闘《こぐんふんとう》のメアリー

とにかく、一九〇九年のこの裁判で、最大の問題になったのは、当人に病気だという自覚がまったくなく、元気でいる人間を、この二年三カ月間そうであったのと同じような具合に、無際限に隔離状態に置いておくのは妥当《だとう》なことなのか、という点だった。前の章でも触れたように、ただキャリアだというだけなら、なにもメアリーだけではなく、何人もいるのだ。なぜ、彼女だけが無際限に隔離され続けなければならないのか。他のキャリアとは違う、なにか別個の特徴があるというのか。

そこで取り沙汰《ざた》されたのは、彼女が料理を作る人だという事実だった。経口感染をする腸チフスの場合、これはやはり重大な危険因子になる。

ただ、それ以外の理由もあった、と私は思う。それは、彼女が最初に明確に特定されたキャリアだったということ、そして、一九〇九年のこの時点では、彼女以外にもキャリアがいることはわかってはいたが、総数でどれくらいなのかの推計がおぼつかない状態にあったということだ。しかも、はっきりキャリアだと断定されている人の数が、まだそれほど多くはなかったということが効いていたはずだ。

もし、この時点で、たとえば一〇〇人のキャリアが明確に特定されていたとしたら、どうだっただろうか。

その一〇〇人のうちの何人かは、メアリーと同じように隔離されていたかもしれない。また一〇〇人もいれば、きっといろいろな職業の人がいただろう。すると、そのなかには料理を作ったり、食物の流通に関わったりという人たちもいたに違いない。そんな色とりどりで、それぞれの事情をかかえた一〇〇人のうちの何人かが、たとえば、「もう俺《おれ》は半年も隔離されている。家族がとても寂《さび》しがっているから、なんとかしてくれ」……だとか、そんな感じの不服申し立てを次々に起こしたとしたら、裁判所も、衛生局も、きっといちいち対応できなくて、お手上げ状態になっていたはずだ。そして結局は、そんな人たちの集団がもつ力を抑《おさ》えきれなくなり、遅《おそ》かれ早かれ解放するというようになっていたに違いない。

だが、現実は、そうではなかった。メアリーは、あまりに世間から隔絶されていたし、メアリーと同じような境遇《きょうぐう》の人はあまりに少なく、彼女の闘《たたか》いは、ほとんど一人ぼっちの闘いであらざるをえなかった。だから、結局、裁判にも負けたのだ。

判決が下る

そうなのだ、一九〇九年七月半ばの裁判官の判断は、メアリーをいままで通り隔離したままにしておく、というものだった。裁判官は彼女に同情はしてくれたようだ。でも、同情してもらっても、また隔離島に戻れというのが判決なら、結局は同じことだ。彼女の無念さは計りしれない。

判決直後、あのシェイピンも、メアリーに同情したようだ。彼の目には、メアリーのケースは、他の数あるキャリアのケースの一つにすぎず、彼女だけがいつまでも隔離され続けるというのはおかしい、と映ったようだ。たしかに、料理人として働くのはまずい、と彼も思っていた。だが、仕事にはなにも料理しかない、というわけではない。なにか他の仕事に就けばいいだろうに。シェイピンは、そう感じていたようだ。

やや唐突《とうとつ》な解放

ところが、である。

この判決から約六カ月後の一九一〇年二月、数年ぶりに再任された衛生局の局長、アーネスト・レダール (Ernest Lederle) は、メアリーを解放することに決めた。メアリーは、今後は料理をしないという誓約書《せいやくしょ》を書かされた。その上で、レダールは、彼女に洗濯《せんたく》の仕事を見つけてやった。その理由を人に尋《たず》ねられたとき、彼はいった、メアリーはいままで公共の善のために拘禁《こうきん》されていたのだ。だから今度は、公衆が彼女の面倒《めんどう》を見てやる必要があるのだ、と。

新聞もまた、この解放劇を、危険分子が社会に放たれたといった非難の論調で告発することはなかった。キャリアは別に彼女一人ではないということは、一般大衆にも知《し》れ渡《わた》り始《はじ》めていたからだろう。

こうして、彼女は、完全にというわけではないにしろ、自由の身になった。それは、三七歳以降の彼女の人生にとって、本当に貴重な自由時間だった。

第四章　再発見と、その後

自由になって

　一九一〇年二月に解放されてから、メアリーが一九一五年初頭に再び当局に逮捕《たいほ》されるまでの約五年間、彼女《かのじょ》は本当のところは、なにをしていたのだろうか。それを正確に知る人は誰《だれ》もいない。三年近くも拘束《こうそく》されてからようやく解放されたのだから、料理人としては働かないという誓約書《せいやくしょ》を、最初から破るつもりだったとは考えにくい。おそらくは、再び隔離《かくり》島《とう》に引《ひ》き戻《もど》されるなどということはないようにと、洗濯《せんたく》をしたり、なにか他の仕事をしていたのだろう。

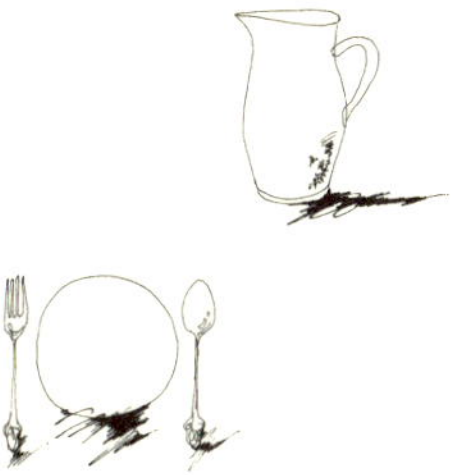

　彼女のことに簡単に触《ふ》れたお話のたぐいでは、このときに解放されてからただちに彼

女は行方《ゆくえ》をくらました、というような記述になっていることが多い。だがそれは事実に反する。当局は、少なくとも一九一四年くらいまでは彼女がだいたいどのあたりにいるのか、その状況《じょうきょう》を把握《はあく》していた。どこにいるのかがわからなくなったのは、その後のことである。

そしてやはり、その頃《ころ》から、彼女はまた賄《まかな》い婦《ふ》としての仕事を始めていたのだろう。その深い理由は、もちろん私にはわからない。一番得意で好きでもある仕事をしないままでいるのは耐《た》えられなかったのか。得意な仕事ということは、契約上《けいやくじょう》の高い価値をもっているわけで、たとえばいやいやながら洗濯をして低賃金に甘《あま》んじているよりも、得意な料理で少しでも高い収入を得たいという気持ちがあったのか。逆にいうなら、一番得意な仕事を奪《うば》われて、それでもなんとか生きていくというのは、純粋《じゅんすい》に経済的に見ても、なかなか大変なことだったはずだ。

恋人《こいびと》の死

それにもう一つ、この時期に事件があった。一九〇七年に最初に拘束されたとき、メアリーにはブリーホフという恋人がいた、と私はいっておいた。彼《かれ》は、メアリーがノース・ブラザー島にいる間も、なにかにつけて彼女に協力し、彼女を支えようとしていた。ところが、この男性が、この時期に心臓病で亡《な》くなってしまうのだ。彼女を弁護してくれた弁護士のオニールといい、このブリーホフといい、彼女のまわりで彼女のために動いてくれた数少ない人たちが次々に世を去ってしまう。これはやはり、彼女にとっては大きな不運だった。そしてこの男性が逝去《せいきょ》して、また一人ぼっちになったと感じた彼女が、多少とも自暴自棄《じぼうじき》になったという可能性もないとはいえない、と私は思う。

とにかく、メアリーは、また賄い婦としての仕事を再開していた。

婦人科病院での発見

一九一五年の一月から二月にかけて、ニューヨークのスローン婦人科病院で、腸チフスの集団発生が起こる。医師、看護師、病院スタッフなどから二五人の患者《かんじゃ》がでて、そのうちの二人が死んだ。調査の結果、この集団発生から三カ月ほど前に、新しい賄い婦が働き始めていたということがわかる。その人はブラウン夫人という名前だった。ベーカーとソーパーの二人ともが、そのブラウン夫人がまさにメアリー・マローンその人だということを発見したのは自分だ、と主張している。ベーカーは集団発生の後に興味を感じて台所に行ってみる。するとそこにはまさにメアリーが働いていた、と。一方のソーパーは、スローン婦人科病院の主任医師から、怪《あや》しい賄い婦がいるからその人の筆跡《ひっせき》を見てくれないかと依頼《いらい》され、その書き物を見たとき、すぐにそれがメアリーのものだとわかった、と報告している。

いずれにしろメアリーは当局に逮捕され、一九一五年三月、再びノース・ブラザー島に連れていかれた。

風向きが変わる

先にも触れたように、一回目の拘束のときには、まだ同情的な論調の報道もあった。

だが、今度は、わけが違《ちが》っていた。メアリーは、今後食事を作る仕事に就《つ》くことはないという誓約書まで書いたにもかかわらず、それを守らなかった。それに、監視《かんし》の手を逃《のが》れて行方をくらました。さらに、偽名《ぎめい》を使って仕事をしていたということは、自分が悪いことをしているという認識をもっていたことを意味している。

これは、知らないうちに人に病気を感染《かんせん》させるということから重大な一歩を踏《ふ》み出《だ》すことに等しい。彼女は、今度は意図的に、人を病気に罹《かか》らせることも厭《いと》わないという行為《こうい》にでたということだ。自分が作った料理はひょっとすると人に腸チフスを移すかもしれない。だが、それでも別にかまわない。自分の生活の安泰《あんたい》と、料理作りの楽しみの方が、他人が病気に罹って苦しむことよりも大切だ。彼女は心のなかでこのように考えたのだろう。だからこそ、賄い婦を続けることができたのだ。彼女は危険な性格と手に負えない気質の持ち主なのであり、社会の側としても、その事実に見合った対処法を採らざるをえない。

新聞も、何人かの関係者たちも、異口《いく》同音にこのように述べ立てた。この否定的な評価は、その後のメアリーの社会的イメージに決定的な刻印を残すことになる。その後の彼女は、一度として、大衆レベルでの広い同情を勝ち得ることはないだろう。

一九一五年から始まるノース・ブラザー島でのこの二度目の滞在《たいざい》、これが結局は、彼女の死まで続くことになる。実に、二三年と半年以上にものぼる。

その第二期の滞在の様子を見る前に、少しまわり道をして、腸チフスのキャリアについての認識が、一九〇七年から一〇年にかけて、つまりメアリーの第一期滞在以降、どのようになっていたのかを簡単に見ておこう。

キャリア・リスト

第二章でも簡単に触れたように、ニューヨーク市だけに限っても概数《がいすう》で毎年一〇〇人前後は出現していてもおかしくないようなキャリアの一人ひとりを全部調べるなどということは、夢物語のようなものだった。もっとも、その間、衛生局はなにもしないでただ手をこまねいていたわけではない。

たとえば、ちょうどメアリーが自由に生活している頃の一九一三年、ニューヨークの衛生局は、食品関係の職場で働いている最中に腸チフスに罹り、その後快復傾向《けいこう》にある人は、細菌《さいきん》が完全に体外に排出《はいしゅつ》されたということが確認されるまでは、元の職業に戻ってはいけないということを決めた。

ところで、快復した患者のなかには、慢性的《まんせいてき》な保菌者、キャリアになる人もいる。だから、どの人がキャリアなのかをきちんと把握しておくために、当局はキャリア・リストを作成した。一九一六年時点でニューヨークには二四人分のリストがあったというが、その数自体は、多いとはいえない（これは現実のキャリア数というよりは、当局が把握しているキャリアの数が少ないという意味だ）。

その後、少しずつリストの人数は増えていく。二年後の一九一八年にはニューヨークで七〇人。その七〇人のうちの三人が、強制的に隔離されている、と報告されていた。一九一八年といえば、メアリーはもう二度目の隔離をされていたわけだから、その三人のうちの一人に相当するということになる。逆にいうなら、メアリー以外にも、彼女と同じ境遇《きょうぐう》にある人が、ニューヨークだけで二人いたということがわかる。なお、一九二三年には、リスト記載《きさい》のニューヨークのキャリアは一〇六人だった。

ただし、そのように隔離されていた人たちも、あくまでも一定期間という期限つきのものだった。一生、無期限に隔離され続けたというのは、全米を探しても、実はメアリーしかいない。

キャリアたちは、定期的に便のサンプルを当局にもっていくように命令され、また、どこに住んでいるのか、その住所も報告するようにいわれていた。だが、想像できるように、誰もがその命令に従ったわけではない。衛生局も、別に彼らに張り付いて年がら年中監視していたわけではないのだから、リストのうちの何人かが、知らないうちに行方不明になったとしても、致《いた》し方なかったといえるだろう。

有名なキャリアたち

このように、メアリー以外にも、腸チフス菌のキャリアは何人もいた。だが、メアリーほどに個人名と顔、個人的履歴《りれき》とその後の運命がよくわかっている人は誰もいない。そのなかで、次の三人は、固有名詞がわかっているという点で、珍《めずら》しい例だといえる。もっとも、メアリーの人生と比べれば、わずかの事実しかわかっていないわけだが。

一九二二年に、ニュージャージー州の当局は、ニューヨーク市のキャリア・リストに載《の》っていながらも行方をくらましていたトニー・ラベラ（Tony Labella）を見つけだす。ラベラは、ニューヨークで八七人の人にチフスを感染させ、そのうちの二人を死に追いやったとされているキャリアだ。彼がニュージャージーの当局の関心を引いたのは、その州で、彼の周辺でさらに三五人の発症《はっしょう》と三人の死亡という事件が発生したからだ。もしこれが正しいとすると、彼は総計で一二二人の人に感染させ、五人の人を死亡させたということになる。メアリーの場合では、確認された感染件数の総計は四七人で、死者は三人だから、純粋に「社会にとっての脅威《きょうい》」という点だけから見るなら、ラベラの方がよほど大きな脅威だといってもいいように思える。

だが、当局は、彼を二週間拘束しただけで、解放している。解放する前に、ニューヨークの衛生局は改めて彼をリストに載せ、今後は建設関係の仕事に就くこと、そして毎週、生活状況を当局に報告するように、と命令した。それで十分だと見なされたわけだ。

一九二四年、アルフォンス・コティルズ（Alphonse Cotils）という男性が法廷《ほうてい》に姿を現した。彼はベルギー出身のアメリカ人で、パン屋を営み、レストランのオーナーでもあった。彼は、ニューヨークのキャリア・リストに載っており、今後は食品関係の仕事には就かないように、といわれていたにもかかわらず、当局の命令を破ってその仕事を続けていた。というのも、彼の耳には、当局の事務官が、「自分の仕事にとやかくいったのが、とてもうるさかったから」である。と、ここまではメアリーととても状況が似ている。

だが、裁判官の判断は違っていた。裁判官は、キャリアが普通《ふつう》の人に対して脅威であり続けるということには注意を引かれながらも、この男性がとても健康そうに見えたので監獄《かんごく》に入れるわけにはいかない、と考えた。そして、コティルズに、今後はレストランで厨房《ちゅうぼう》に立つなどということはしないように、と念を押《お》した。コティルズは、今後は電話でいろいろな指示をだすようにする、と答えたという。こうして、彼は解放されたのである。

フレデリック・マーシュ（Frederick Moersch）というキャリアの場合は、どうだったのだろうか。彼はドイツ生まれのお菓子屋《かしや》さんだった。彼が販売したアイスクリームが原因で、五九人もの腸チフスの集団発生が起きる。それはちょうどメアリーが再び捕《つか》まったのと同じ頃、一九一五年のことだ。彼は当時、三八歳。四人の子持ちだった。社会人としての彼の評判は高く、信望の篤《あつ》い人だった。だから、キャリアだということがわかっても、当局は、もし食品関係の仕事に今後は就かないのなら、拘束している必要はないとして解放した。その後、彼は機械工のアシスタントや配管工として、しばらく働いていたらしい。

それから一三年もたった一九二八年一〇月のこと。マンハッタンのグリニッジ・ヴィレッジで腸チフスの集団発生が起きる。六〇人が発症し、何人かが死んだ。調査の結果、実は、マーシュがそこで食品関係の仕事をしていたということがわかる。彼はノース・

ブラザー島のリヴァーサイド病院に送られ、何年かをそこで過ごした。
ただ、この場合、その何年かの滞在が、彼の自発的意志にもとづくものだったのか、それとも当局に強制されたものだったのか、そのどちらなのかは、正確な記録はないという。

このように、腸チフス菌のキャリアは、別にメアリーだけではなく、他にもたくさんいた。そして何人かのキャリアは、このようにその固有名を歴史のなかに残していた。三番目にあげたマーシュの履歴は、ある意味でメアリーとそっくりだといえる。ただ、そのマーシュでさえ、一生隔離され続けるということはなかった。

メアリーの再検査

さて、この第二期の滞在の最中、メアリーは医学的調査の対象だったのだろうか。第一回目の一九〇七年から一〇年にかけての約三年間に比べれば綿密さは減ったとはいえ、この第二期、つまり、一九一五年から彼女に死が訪れる一九三八年までという長い期間、彼女の便は詳《くわ》しく調査され続けた。多いときで一カ月に一四回程度にのぼることもあったが、普通は週に一回のペースで、彼女はサンプルを提出し続けた。

この第二期には、間歇的《かんけつてき》とはいっても、陽性の結果の方が多い。たとえば一九一五年から一六年にかけてのサンプルは現在でもすべて残っているが、それらはすべて陽性だった。だが、一九一七年に採られた六個の残存サンプルでは、二個が陽性で、残り四個が陰性《いんせい》だ。全体として見るなら、一九一五年から三六年にかけての確認済みのサンプルのなかでは、二〇七個が陽性で、二三個が陰性という結果になっている。

彼女が一番最初に明確な同定をされたキャリアだということだけではなく、彼女ほど長い時間にわたり、便のサンプルを取り続けた例は他にはない。純粋に医学的に見るなら、彼女のサンプルの総体は、キャリアの排菌の様子を追跡するという意味では、重要なものだった。

だが、もちろん、医学的知識を豊かにするために、という理由が、彼女を拘束する最大の理由であってよかったはずはない。彼女の人生は、ラボのデータ蓄積《ちくせき》のための、痛ましいが貴《とうと》い犠牲《ぎせい》だったのだなどという論理で、彼女の拘束を正当化する人は、さすがに誰もいない。

隔離の必要性は？

再発見されたとき、世間の論調は、ほぼ異口同音にメアリーに厳しいものだった、という状況があるとはいえ、上記のように、他のキャリアたちとの兼《か》ね合《あ》いでメアリーの取《と》り扱《あつか》いのことを考えてみるなら、やはりどうしても、次の問いかけをしたい気持ちになる。

いったい、メアリーは、一九一五年から亡くなるときまで、二三年以上も隔離され続ける必要が本当にあったのだろうか、と。

先に引用したローゼンの『公衆衛生の歴史』第七章には、興味深いデータが載っている。

一八七〇年代から一九二〇年代前半頃にかけての、イングランドとウェールズ地方における、腸チフス患者の年平均死亡者数のデータだ。それは次のようなものである（数字は、対一〇〇万人の数である）。

一八七一年 〜 一八八〇年　三三二人
一八八一年 〜 一八九〇年　一九八人
一八九一年 〜 一九〇〇年　一七四人
一九〇一年 〜 一九一〇年　九一人
一九一一年 〜 一九二〇年　三五人
一九二一年 〜 一九二五年　二五人

このデータ自体はイギリスに関するものだが、ローゼンは、アメリカでも大枠《おおわく》の傾向は同じだった、と注記している。

　この数字をよく見てほしい。この五、六〇年の間に、腸チフスによる死者は激減しているといっていい。ローゼンは、さらに一九四七年頃までに、その死者は、対一〇〇万人で二人にまで減っていると書いている。一九〇〇年からの一〇年間での減少率も大きいが、一九一〇年以降の減少率には、さらに拍車《はくしゃ》がかかっている。

メアリーが二度目に拘束されたのが一九一五年、そしてその後、二度目の隔離期間は、二三年以上も続く。だが、その時期は、一度目の隔離、つまり一九〇七年から一九一〇年の頃に比べてさえ、二分の一から三分の一くらいの死亡率しかないような時代に相当する。

明らかに、腸チフス対策の社会的重要性は減りつつあった時期に、メアリーは隔離され続けていた。腸チフスの減少には、下水処理や飲料水システムの完備、牛乳の効果的殺菌法の開発、そして細菌学自体の進歩などの複合的な要因がからんでいた。

たしかに、シェイピンらがさかんに強調したように、このような社会的基盤《きばん》の整備のおかげで腸チフスが激減しつつあった以上、だからこそまさに、体内に細菌を生かしたまま動き回るキャリアが別種の危険性として重要性を増していたともいえるわけだ。

だが、そうはいっても、一般《いっぱん》社会での腸チフスの重要性が減りつつあるときに、一人の人間を一生隔離するだけの根拠《こんきょ》があったのかどうか。後知恵《あとぢえ》ではなんとでもいえるものだが、どうしても一抹《いちまつ》の不審感《ふしんかん》は拭《ぬぐ》いきれない。

やはりそこには、いままでも何度か触れてはきたが、あまりはっきりとはいっていなかったこと、つまり、メアリーの社会的条件が反映していたと考えざるをえない。アイルランド系移民、カトリック、貧しい賄い婦、女性、独身……。これらのすべてが複雑に重なり合い、メアリー個人の人生を不利にするように働いていたのだ。これを単に「社会的差別」だと言い切ってしまうのは、それはそれで単純だと思う。だが、やはり一言、この社会的条件について言及《げんきゅう》しておく必要はある。

歴史の吹《ふ》きだまりのなかで

また、これはメアリーが亡くなった後に公刊された本にすぎないので、あくまでも参考資料としてだが、ウィルソン・スマイリーの『アメリカに於《お》ける公衆衛生行政』(一九四七)第七章には、次のような注目すべき記述がある。

腸チフスについての公衆衛生政策はアメリカでも最も成功したものの一つだという総

合的な評価をしたうえで、スマイリーは、この公刊時点での中心的な課題はキャリアの管理だと確認している。一九四六年現在で、ニューヨーク州全体で四七九人のキャリアがいた。ただし、この数字にはニューヨーク市内のキャリアは入っていないという。

キャリアについてはリストを作り、少なくとも一年に一回は彼らを訪問して現状を調査する、としている。彼らには、食品の取り扱いに関わる職業は許されない。

と、ここまでは私たちにはすでに馴染《なじ》みの考え方だ。ただ、スマイリーは次のように続ける。もしある個人が社会に対して脅威を与《あた》えうる存在だという理由で、飲食業や酪《らく》農業《のうぎょう》などという特に熟練している職業から離《はな》れることを要求されるなら、その人は当然、その州あるいはその地方政府から、なんらかの補償《ほしょう》を受け取ることができる。この補償は少額であるにしても、保菌者と連携《れんけい》を保っていくうえで大いに助けになるものだ、と。

要するに、職業選択《せんたく》の幅《はば》を狭《せば》める分だけ、きちんと公的な補償をしろという考え方だ。これは、メアリーのような事例を蓄積したうえで初めて歴史的に出現しえた考え方なのかもしれない。その意味では、メアリーの人生も無駄《むだ》ではなかったとはいえるが、それはメアリー当人にとっては、なんの足しにもならないものだった。メアリーは、若干《じゃっかん》早すぎたキャリアだったのだ、というべきなのかもしれない。

また、胆嚢《たんのう》についても、スマイリーは、それは適切な外科手術で取り除くことができると書いている。それら保菌者の胆嚢には、事実上、常になんらかの病的変化が存在するのだから、衛生局が保菌者に手術をさせるように導くのは、保菌者のためにもなる、と。

たしかに、メアリー自身も、一九〇七年の時点で胆嚢摘出を衛生局に勧《すす》められてはいた。だが、まだその頃は、医療《いりょう》関係者の間でも、その手術はリスクを伴い、また摘出《てきしゅつ》したからといって排菌がなくなるかどうかはわからない、と考える人も少なくなかった。だから、メアリーは、いろいろな意味で、歴史の吹きだまりのような時期に、自分の人生を過ごさざるをえなかった、ということだ。彼女には、周りの弁護士や恋人がすぐに亡くなるなどの不運があった、と私は書いておいた。だが、それだけではなく、なによりも、歴史的状況のある微妙《びみょう》なずれのなかで、彼女の人生の大枠は決まってしまった。

こんなことをいっても仕方がないのは、承知のうえだ。だが、本当に、先の社会的条件も含《ふく》めて、なにかの要因がただ一つでも違っていさえすれば、彼女は、長い隔離生活を送らなくても済んだという可能性の方が高い。

仕事に就く

さて、この二回目の、そしてその後一生続くことになるノース・ブラザー島でのメアリーの生活は、どんなものだったのだろうか。

住まいは一回目のときと同じ、病院そばの小さなバンガローだったが、概して、第一期の約三年間よりも状況は改善していたといえそうだ。メアリーはオフスプリングとの再会を果たし、旧交を温めることができた。また、ただ時間が過ぎるのを待つというのではなく、もっと積極的に、この島での生活を送ろうと思っていたようだ。部屋にじっとしている、というのではなく、たとえば昼下がりなどに誰かと一緒《いっしょ》に島を散歩している姿が何度も目撃《もくげき》されている。また、ビーズ飾《かざ》りなどの小物を作り、それを島のスタッフや他の患者相手に売ったりもした。

そして一つの転機が訪れる。一九一八年に、最初は危険な患者として連行された当のその病院、リヴァーサイド病院の有償の雇《やと》われ人になったのだ。それ以来、彼女は病院で看護師、ヘルパーなど、さまざまな呼称《こしょう》で呼ばれ、いろいろな仕事をこなすスタッフのような人になっていく。一九二五年頃には病院のラボに出入りするようにもなったらしい。

一日旅行

また、有償の仕事を始めるのとちょうど同じ一九一八年頃から、当局は、メアリーが日中、島を離れて、自由にショッピングなどをしてくることを許すようになった。夜には必ず戻らなければならなかったが、うまく使えばかなりの自由時間をブロンクスやマンハッタンなどで過ごすことができた。それは、当局が、彼女の人柄に一定の信頼感を置くようになっていた、ということを意味している。彼女も、それに応《こた》え、朝上陸したままどこかに出奔《しゅっぽん》するというようなことは一度もなかった。レンペ（Lempe）一家との交流は、そのような小旅行で行動範囲《はんい》と交友範囲が拡がったなかで芽生えた、新しい友情だった。

小さな宇宙

一九二〇年代半ばには、ロシア人の若い医師アレクサンドラ・プラヴスカ（Alexandra Plavska）が、ノース・ブラザー島にインターンとしてやってきた。二七年にはニューヨークで婦人科を開業するために島を離れてしまうが、その二年前後の間、メアリーとプラヴスカは深い友情関係を結んだ。

アンソニー・ブルダンという大きなレストランのシェフが、同じ料理人の誼《よし》みでという感じで、『チフスのメアリー』（二〇〇一）という小さな本を書いている。そのなかに、プラヴスカの孫娘《まごむすめ》による、メアリーの想《おも》い出《で》話がでてくる。プラヴスカ一家は、島を離れてからも家族ぐるみでメアリーを歓待《かんたい》することがよくあったらしい。ただ、メアリーと食事をした後は、お皿をごしごし洗ったり、熱湯で煮沸《しゃふつ》したりしていたらしい。だが、逆にいうなら、それほどの懸念《けねん》を押してでも、メアリーと時間を共に過ごしたいと思ったということの方が大切だろう。事実、その孫娘は、家族全員が本当にメアリーのことを好きだった、と懐《なつ》かしげに語っている。メアリーはいつも暖かく親切で、誰かを助けたがっていた、と。

あのオフスプリング看護師のことを思い出してほしい。一九〇七年に最初に来て以来の知り合いで、一九一五年に再び戻ってきたときにも、強制的な帰還《きかん》だったとはいえ、それなりに再会を喜び合ったに違いない。オフスプリングは、その後も長くメアリーと交際を続け、一九三五年に引退するまで、その交流は途絶《とだ》えることはなかった。また、彼女は、メアリーが死の床《とこ》についているとき、島に戻ってきてしばらく看護を続けたようだ。

一九二九年、細菌学者のエマ・シャーマン（Emma Sherman）が、病院の附属《ふぞく》ラボのスタッフとして島にやってくる。縁《えん》があって、メアリーはシャーマンのラボを手伝うようになる。ボトルの洗浄《せんじょう》や、室内の掃除《そうじ》などをやっていたらしい。たしかに、メアリーの仕事は時にいい加減で、彼女がやった仕事を自分でやり直さなければならないこともあったと、シャーマンは述べている。だが、それでも、自分がなにかの役に立っているという感覚を得ることはメアリーにとって大切だとシャーマンは感じたので、一緒の仕事を続けていた。

ラボにはメアリー専用の机もあった。メアリーは毎朝規則正しくラボへの階段を登っていたが、そんなメアリーの様子を見かけた島のスタッフは、この頃のメアリーは、リヴァーサイド病院を中心にした自分の人生に満足しているように見えた、と証言している。

だから、私は、あえてこういいたい気持ちに駆《か》られる。たとえ不本意なまま島に連れてこられたという事実はあるにしても、そして本当ならどこかで自由に料理を作っていたかっただろうというのはあるにしても、メアリーは、長い年月、この島で暮らしていくなかで、それなりの幸せと、それなりの生き甲斐《がい》を見つけていたといっていいのではないか、と。七メートル四方くらいの小さな小屋が、彼女のお城で、周囲二キロにも満

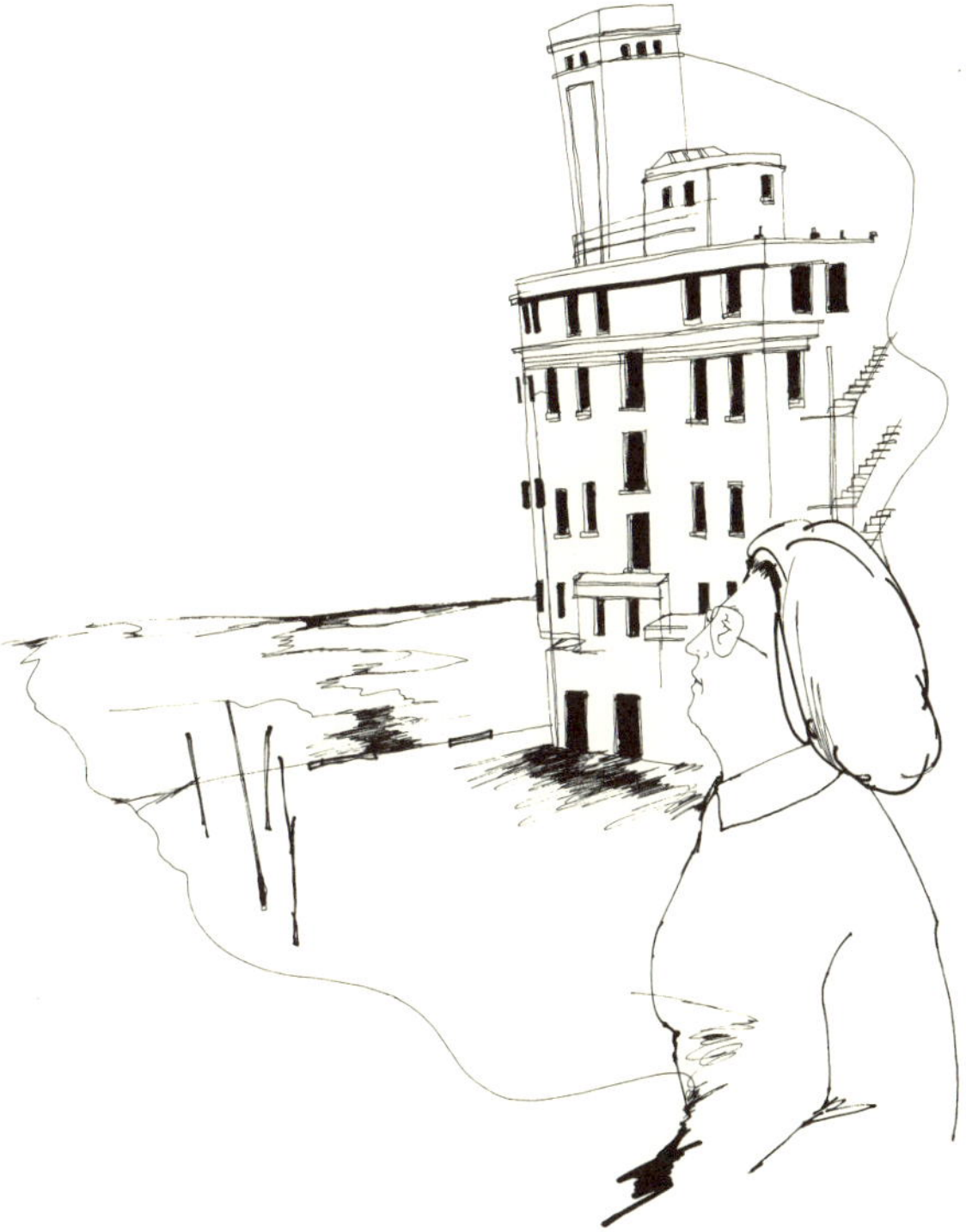

たないほどの小さな隔離島が、彼女の宇宙になった。
それはそれで、一人の人間の人生の風景として、大切でかけがえのないものだった。

卒中の発作

一九三二年一二月のある朝。いつもほとんど決まった時間に元気そうな足音を響《ひび》かせて階段を登ってくる時間になっても、メアリーはラボにやってこなかった。彼女の生活の規則正しさを知っていたシャーマンは、心配になり、メアリーのバンガローに初めて行ってみた。ちなみに、リーヴィットは、シャーマンとメアリーは友人といってよかったと述べているが、ブルダンの本に引用されているシャーマンのそのときの経験談の書きぶりから見て、シャーマンがメアリーの友だちだったとはいえない、と私は思う。

その朝、シャーマンは、いわば恐《おそ》る恐るメアリーのバンガローに近づいていく。カーテンは降りたままで、なかは見えない。外側はなんだか垢《あか》じみていて汚《きたな》い感じ。呼んでみたが、答えはなかった。ノックをして、そっとドアを押してみる。するとなかにはいろいろなガラクタが転がっており、とにかく汚かった。それでも我慢《がまん》して少し進んでみると、メアリーが横たわってうなり声を上げていた。――これが、そのときのシャーマンの回顧録《かいころく》だ。

メアリーは、実はそのときまでに何度か軽い発作を起こしたことはあったらしい。だが、この三二年一二月の卒中発作は、それまでで一番重く、危険なものだった。彼女はただちに病院に運ばれたが、しばらくは意識も朦朧《もうろう》としたような状態だったらしい。そして、その後、彼女は二度と元気に戸外を歩き回ることはなかった。

それでも、そんな発作から数カ月たった一九三三年の七月に、メアリーは、自分の人生も終わりに近いことを悟《さと》って遺言《ゆいごん》を残している。二〇〇ドルをプラヴスカに、二〇〇ドルをレンペ一家に、二五〇ドルをブロンクスの聖ルカ教会に、四〇〇〇ドルをオフスプリングに遺贈《いぞう》するという内容だった。メアリーは、長い年月の間に、商売や仕事でかなりの金額を稼《かせ》いでいたということがわかる。彼女は自分の墓石もきちんと自分で買った。いまは、ブロンクスの墓地で静かに眠《ねむ》っている。

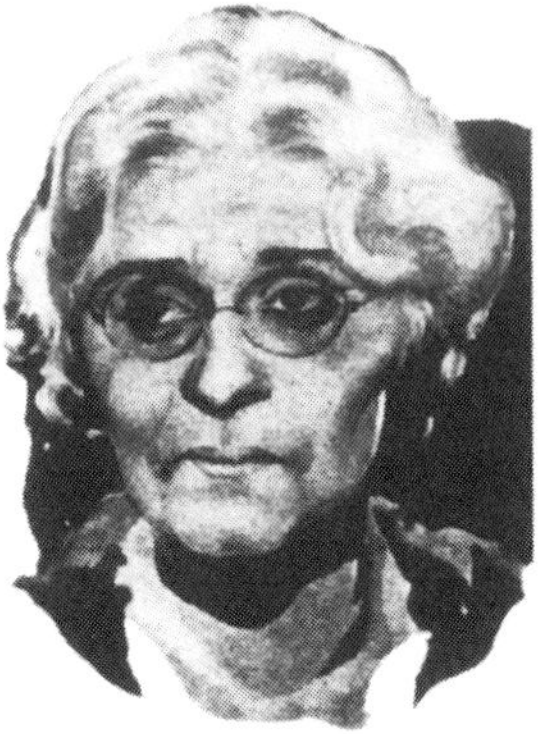

晩年のメアリーの肖像、1933年
(Judith Walzer Leavitt, *Typhoid Mary*, Boston, Beacon Press, 1996. pp. 157 より)

　ちなみに、一九一五年に再逮捕されたときには、こぞって非難したという歴史があるにもかかわらず、新聞は、その後メアリーのことをほとんど忘れてしまっていた。もう忘れきったとでもいうかのような一九三三年のあるときに、「あのチフスのメアリーは、どうなったのだろう?」という題名の記事がでた。記事の内容は比較的《ひかくてき》落ち着いた穏和《おんわ》なもので、より年齢《ねんれい》を重ねたメアリーの肖像《しょうぞう》が載っていた。その頃には、当のメアリーはベッドに伏《ふ》せっていたということになる。

葬式《そうしき》

　メアリーが亡くなったとき、ある新聞は、チフスのメアリーは死によって特赦《とくしゃ》を与えられた、と書いた。葬式はノース・ブラザー島のすぐそば、ブロンクスにあるカトリック系、聖ルカ教会で行われ、参列者のなかにはオフスプリング、レンペ一家、プラウスカなどがいた。わずか九人の参列者ではあったが、それぞれが物思いに沈《しず》み、沈黙《ちんもく》がちだった。

一時期の有名人だったからというので、ニューヨーク・アメリカンという新聞の記者が報道のために来ていたが、その記者の質問にも、彼らはろくに答えようとはしなかった。その記者はこう書いた、彼女は生きている間じゅうそうであったように、死んでからも一人ぼっちだった。たしかに晩年はカトリックへの信仰《しんこう》によって、荒々《あらあら》しさをなくしていたようだ。だが、彼女の一生は、どう見積もっても、鉛《なまり》のような灰色の人生だった、と。

私は、これまで彼女の人生に少しは違う色合いをもたせた肖像画を描《えが》いてきたつもりだ。だが、君はどう感じるだろうか。鉛色？　それとも、なにか違う輝《かがや》きを感じ取ってくれただろうか。

第五章　象徴化《しょうちょうか》する「チフスのメアリー」

一般《いっぱん》名詞化するメアリー

メアリーは、死後も生き残った。

妙《みょう》ないい方で恐縮《きょうしゅく》だが、メアリーという歴史的人物は、もちろん一定の寿命《じゅみょう》の後に逝《せい》去《きょ》したわけだが、「チフスのメアリー」(Typhoid Mary) という象徴的な名前として、半ば一般名詞のようなものとして、彼女《かのじょ》が亡《な》くなった後でも生き残ったのである。ty-phoidの t が大文字になり、Typhoid というのが、まるで当人の名前とでもいうかのような感じになった。メアリー・マローンは、周りにいる誰《だれ》かに病気を移して殺したりする人という、具体的で特殊《とくしゅ》な意味から離《はな》れて、いつどこにでも出現しうる一般的かつ抽象的《ちゅうしょうてき》な加害者という意味となり、一般名詞に近づいた。またそれと同時に、Ty-

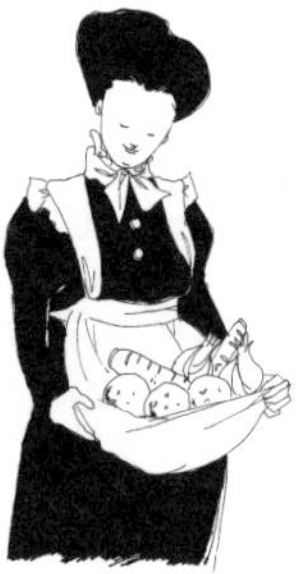

phoid という名前を生まれつきもっている、どこかの陰気《いんき》な女性という固有名詞性も身につけた。それは、具体的な歴史的個人の顔をもたない、一般的な「毒婦《どくふ》」のようなもの、周囲に害毒や病気を垂れ流す脅威《きょうい》そのものを指す言葉になった。

「チフスのメアリー」は、その後、何度も取り上げられた。ただ、それは必ずしも、純《じゅん》粋《すい》な悪意だけに引きずられて、というわけではない。むしろ一九五〇年代には、「不運な脅威」とか、「無垢《むく》の殺人者」といった表現を割り当てられた存在として、大衆の前に姿を現した。害毒を垂れ流すという意味を保ちはしながらも、それが思わず知らず、という、当人のせいにはしにくいという部分も、きちんと押《お》さえた表現だ。

ただ、その後六〇年代、七〇年代を通して、どちらかというと否定的な文脈で、人を病気に陥《おとしい》れる邪悪《じゃあく》な人間というイメージでくるまれていたのは間違《まちが》いない。

もうこうなると、歴史的に実在した個人としてのメアリー・マローンはどこかに行ってしまう。そして、まるでどこかの神話に出てくる純粋な悪の化身《けしん》とでもいうかのような雰囲気《ふんいき》を身にまとっていく。もっとも、神話というには、あまりに卑小《ひしょう》で、縮《ちぢ》こまった存在として描《えが》かれることの方が多いのだが。

勝ち馬に乗る歴史

たとえば最近のものとしてリチャード・ゴードンの『歴史は患者《かんじゃ》でつくられる』（一九九七）での、メアリーの記述のありさまを見てみよう。ゴードンは、あのシニカルな作家サキ（Saki, 1870-1916）の言葉を引用するというスタイルを採りながらも、ソーパーがメアリーと最初に出会ったときの印象として「頭は白髪《しらが》混じりの肥《ふと》った独身女で、濃《こ》い眉毛《まゆげ》に円形の鋼鉄縁《ぶち》眼鏡をかけ、意地悪そうな口付きをし、恥《は》ずかしがり屋の上、秘密主義で自分の過去については一切口を噤《つぐ》んでいました」（倉俣《くらまた》・小林訳）と書いている。白髪混じりの肥った女、意地悪そうな口つき……。これはそもそも歴史的な事実とはいいがたいし、こういう種類の描写《びょうしゃ》を加えることで、メアリーにことさらに否定的なイメージを加えるという、よくある手法がここでも採用されているのがわかる。

最後の葬式《そうしき》の場面での描写は、「彼女はニューヨーク市ブロンクスに埋葬《まいそう》され、葬儀《そうぎ》は大きな聖ルカ・カトリック教会で行なわれたが、たった九人の人が葬儀に参列しただけだった。たぶん人びとは完全犯罪者の屍体解剖《したいかいぼう》からチフスを移されるのを恐《おそ》れたのであろう」（倉俣・小林訳）とある。メアリーを「完全犯罪者」と呼び、その解剖からチフスを移されるのを恐れた、とくるに至っては、いったいゴードンの真意はどこにあったのか、にわかには計りがたい。メアリーが世間の噂《うわさ》に上ったとき、彼女のことを「歩く腸チフス工場」と呼んだのと同じ種類の力がここでも働いているといっていい。

髑髏《どくろ》とフライパン

そして、例の一九〇九年六月二〇日の新聞挿絵《さしえ》、あのフライパンに頭蓋骨《ずがいこつ》を入れる女というイメージ。これは、この種の強烈《きょうれつ》なイメージがもつ強いリアリティのせいで、「チフスのメアリー」が関係するときには何度も繰《く》り返《かえ》し変奏されながら姿を現す、一つの文化的描画になった。

いま、私は「変奏」といった。そうなのだ、モチーフの骨格は厳然と存続しながらも、関係する細部は、微妙《びみょう》に変わりながら繰り返されていく。図像が私たちの想像力に働きかける強さは、本当に大きい。いくつもあるのだが、ここでは一九七九年、ロングアイランドの大衆紙、ニューステディに出た挿絵に注目しておきたい。

そこでのメアリーは、一九〇九年の元ヴァージョンよりもかなり若い女性になっている。美しく整えられた髪《かみ》、胸元がちらつく衣装《いしょう》、エプロンごしに女性の曲線がわかる服。そして、元ヴァージョンとは時間的なずれがある。元ヴァージョンがフライパンに髑髏を投げ入れて調理している最中だとすると、この女性の場合は、すでに調理が終わり、盛り皿に料理を盛りつけている最中の絵だ。そして、よく見ると、その盛り皿に盛られているのは、普通《ふつう》のなにかよくはわからない料理と、それに混ざった頭蓋骨、そして人骨なのだ。骨は、もし隣《となり》に頭蓋骨がなければ鶏《にわとり》の骨のようにも見えるところが、かえって恐ろしい。

小さな髑髏と人骨が混ざった料理。この邪悪きわまりない描像が私たちに与える印象は、そうとう強烈だといわねばならない。「チフスのメアリー」の負のイメージが増幅《ぞうふく》

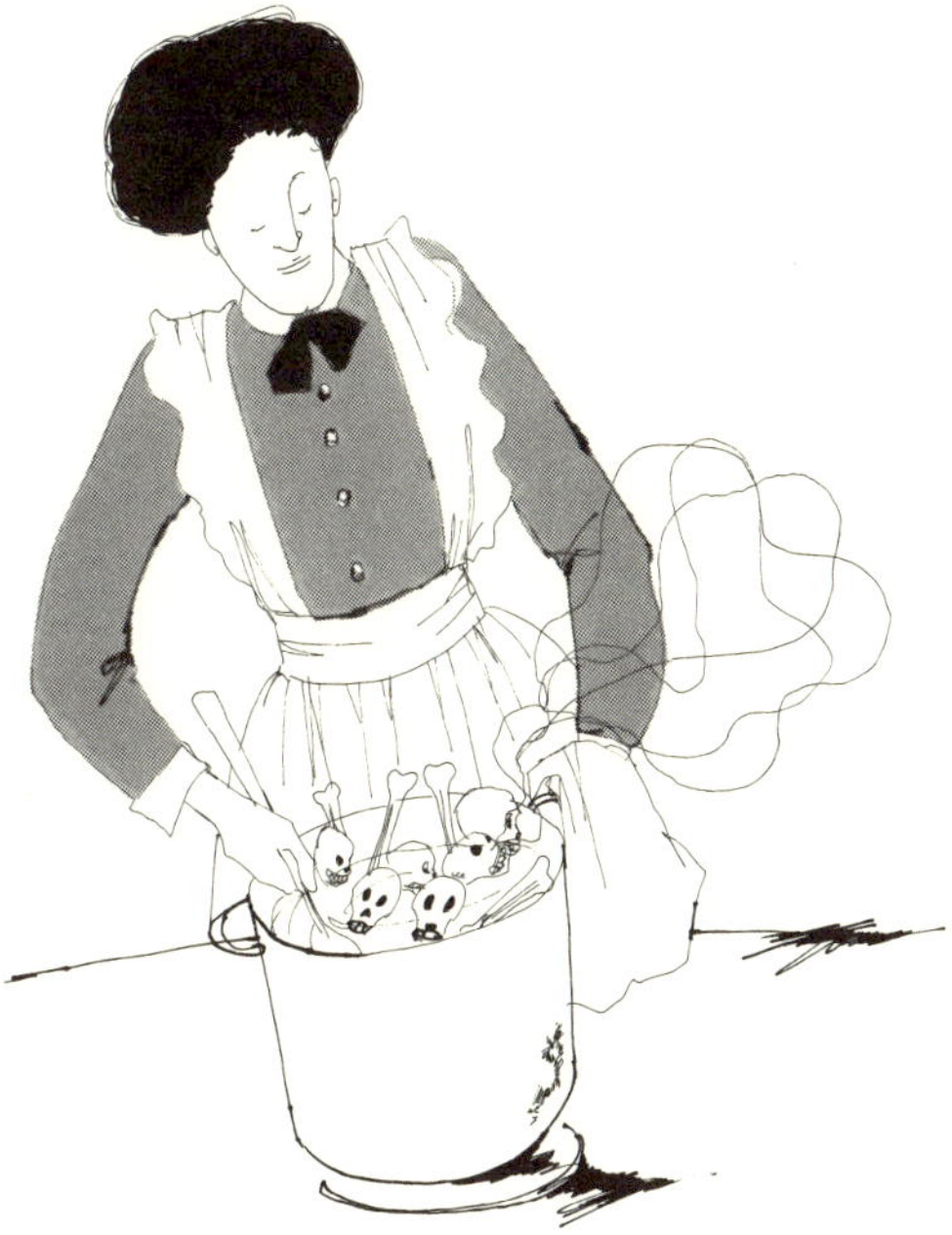

された極北地点に、このイラストは位置していた。

小説のなかのメアリー

ところで、メアリーは小説にもなった。スイスの作家、フェダーシュピールの『チフスのメアリーのバラード』（一九八二）という小説だ。メアリーの一家は、スイスからの移民という設定で、アメリカに行く途中《とちゅう》の船上で両親が死んでしまう。そしてまだ小さなメアリーは船の料理人に性的な洗礼を受け、その後アメリカに移り住んでから、周囲の男性を破滅《はめつ》させていくという感じの話だ。後半では、アナーキストのインテリ、クレーマーとの交流が主要な主題になっている。

全体の印象としては、「チフスのメアリー」の象徴性を十分利用しつくしてはいず、単に、性的魅力《みりょく》によって男たちを破滅させていく「ファム・ファタール」の類型に近いように思う。ただ、彼女は、何度も決まり文句のように「わたしは料理ができるのよ」という言葉をつぶやく。それがなかなか効果的に響《ひび》いている。ちなみに、この小説は、小説としてはかなりの成功をおさめ、ずいぶん読まれたらしい。その後、チフスのメアリーは、小説だけではなく、いくつかの演劇のテーマにもなっている。

象徴化する「チフスのメアリー」

このようにして、「チフスのメアリー」は、事実報道が載《の》るはずの場に、必ずしも事実そのものとしてではなく歪曲《わいきょく》と増幅を伴《ともな》いながら再三、姿を現し、さらには小説や演劇のようなフィクションにも主題を提供している。そしてイラストや図像の主題としても、好んで取り上げられている。メアリーは、個人的な履歴《りれき》と肉体を離れて、私たちの時代の文化を織りなす一つのテーマに姿を変えたのだ。

おわりに

エマージング・ウイルス

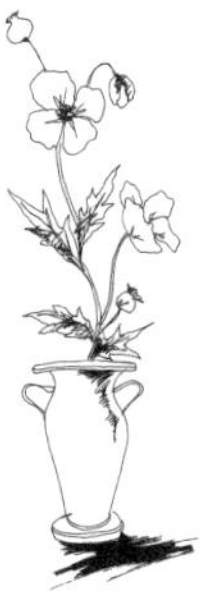

一九世紀最後の二〇年間による相次ぐ病原菌《びょうげんきん》の発見、細菌学と相携《あいたずさ》えた公衆衛生学の発展、抗生《こうせい》物質の発見などによって、重要な伝染病《でんせんびょう》を次々と征圧《せいあつ》してきた二〇世紀前半の偉業《いぎょう》を背景に、人類は、細菌やウイルスとの闘《たたか》いにほぼ決定的な勝利を収めた。と、そう楽観的に考える人もいた。だが、その後、それは幻影《げんえい》に近いということが否応《いやおう》なく認識されていく。

まずは、細菌が特効薬によって死滅《しめつ》していたはずのもののなかから、変異を遂《と》げて生き残りに成功し、その特効薬が効かなくなってしまうという薬剤耐性《やくざいたいせい》の問題。それに、二〇世紀後半の、人類史上まれに見るほどの大量の地理的移動や急速な開発。イメージ的にいうなら、「ジャングルの奥底に静かに眠っていた恐ろしい病原菌」が、人類と接触する機会が増えたという事実。

『アウトブレイク』(一九九五)という映画を思い出してみればいい。あれは、ただの馬鹿げた作り話ではない。

エボラ出血熱、マールブルク熱、西ナイル熱、サーズ（SARS）など、いわゆるエマージング・ウイルスと呼ばれる新型の病気は、そのたびに新たな社会問題となって、人間社会に襲いかかってくる。エボラ出血熱などは、非常に激しい症状をだす本当に恐ろしい病気なので、それがもし、アフリカのどこかではなく、たとえば東京のど真ん中で発生したらなどと考えてみるだけで、心の奥底から本能的な恐怖感が湧いてくる。

それを見据えないのは完全に一面的であり、私たちは、その種の目に見えない病毒に対する恐れをかかえたまま、いまも生きている。

たしかに、腸チフスは現在では、制御しがたい病気とはいえ、その意味では、「チフスのメアリー」が同時代人に与えたある種の恐怖感を、そのまま追体験することは難しい。だが、薬剤耐性結核《けっかく》やサーズなど、人間の制御を逃《のが》れる病気に対する恐れは、本質的には、当時の人々の恐怖感となんら変わらない。

エイズ

ところで、腸チフスが、「チフスのメアリー」という複雑な象徴《しょうちょう》を生みだしたのと同じように、おそらくそれに匹敵《ひってき》するような重層的意味を身につけ始めている重要な病気がある。その病気は、一九八〇年代初頭以降、「チフスのメアリー」に、新たな倍音を付け加えることにもなった。それはエイズ（AIDS）である。

優《すぐ》れたジャーナリストだったランディ・シルツの大著『そしてエイズは蔓延《まんえん》した』（一九八七）を思い出そう。散発的にそれ以前にもあったとはいえ、主に八〇年代初頭からカポジ肉腫《にくしゅ》やカリニ肺炎《はいえん》という、ごく珍《めずら》しい病気が、アメリカ西海岸のゲイ・コミュニティを中心に拡《ひろ》がっていったとき、人々はまだ、事態の重要性には気づいていなかった。

それは人間の免疫系《めんえきけい》を無効にする特殊《とくしゅ》なウイルスによる感染症だったが、最初に注目を浴びたのが主に同性愛者間の感染例だったせいもあり、同性愛者に特殊な性病だという認識をされてしまう。いわば自業自得《じごうじとく》だ、という暗黙《あんもく》の判断が、社会全体の危機だという認識を遅《おく》らせたのだ。

私はちょうどその頃《ころ》ヨーロッパに住んでいたが、エイズに関連して「ソドムとゴモラ」が取り沙汰《ざた》されていたのをよく覚えている。ソドムとゴモラとは、創世記に出てくる、性の乱れによって神罰《しんばつ》で滅《ほろ》ぼされた都市の名前だ。

エイズは、その後、患者《かんじゃ》数が急速に拡大していくなかで、同性愛者への差別的処遇《しょぐう》といった単純な政治的意味だけでは語りきれない、巨大《きょだい》な社会問題になっていく。

都市伝説

出張でやってきた住み慣れぬ都会。夜の退屈《たいくつ》さをまぎらわそうと、ホテルのバーでゆっくりお酒を飲んでいると、すぐそばにとても魅力的《みりょくてき》な女性が座《すわ》っているのを見つける。

ふとしたきっかけでその女性と話《はな》し込《こ》むチャンスを得る。会話ははずみ、楽しい酔《よ》いのなかで、女性の方から遠回しに誘《さそ》いをかけてくる。断る理由はあるはずもない。二人はその夜悦楽《えつらく》に満ちた一時を過ごし、その後、男はぐっすりと眠りこむ。朝、目覚めてみると女の姿はすでにない。寂《さび》しい気持ちと安心したような気持ちがない交《ま》ぜになり、起きあがって洗面所に行くと、そこの鏡には、口紅で次のように書かれていた、「ようこそ、エイズの世界へ！」……。

これは、エイズで世界中が混乱していた最中に伝えられた有名な都市伝説の一つだ。これが、実際にあった事件にもとづくものか、誰《だれ》かの純粋《じゅんすい》なフィクションなのか。もちろんそれは、いまとなっては確認しようがないが、いずれにしろ、「恐ろしい伝染病」についてのこの種の語りは、事実と虚構《きょこう》を混ぜ合わせるようなスタイルで、社会に拡散していくという様子が見てとれる。

邪悪《じゃあく》なゼロ号患者？

エイズの流行を歴史的に見直していく過程で、一人の人物に光が当てられる。それはいわゆる「ゼロ号患者」として有名なガエタン・デュガ（Gaetan Dugas）である。ゼロ号患者とは、誰に移したかを辿《たど》ることはできても、誰かに移されたというその相手を、少なくとも確実には辿れない患者のことだ。デュガは、フランスとカナダを結ぶ航空線のスチュワード（男性の客室乗務員）だった。魅力的な容姿をもった同性愛者で、約二五〇〇人もの相手と性交渉《せいこうしょう》をもったという伝説のある人だ。デュガは、医師に「君は人に病気を移している可能性があるから、もう性行為《せいこうい》はやめろ」といわれても、「私も誰かから移されたのだ。セックスをやめるつもりはない」と答え、性交渉を続けた。そして、いつも性交渉が終わった後で、「俺《おれ》はゲイの癌《がん》なんだ。お前もきっとそれで死ぬよ」と告げたといわれている。

優れた医学史家ミルコ・グルメクの『エイズの歴史』（一九八九）でも引用されているこの有名な人物の話は、いままで「チフスのメアリー」の物語を読んできてくれた君には、ある種の感慨《かんがい》をもって受け止められるのではないだろうか。もしここで君が、デユガのことを、人の健康を気遣《きづか》うこともせず、自分の性欲を満足させることだけを考えていた鬼《おに》のような男だと思ってしまうなら、それは、メアリーのことを、わざと他人に腸チフス菌を垂れ流していた危険な女だと見なすことと、同じではないだろうか。

メアリーが、それほど簡単に単純で断定的な評価を下せるような人ではないということをいうために、私はいままで、ずいぶんたくさんの言葉を費やしてきた。本当をいうなら、このデュガに対しても、そのようなスタイルで慎重《しんちょう》に、詳《くわ》しく彼《かれ》の人生を語るべきなのだ。エイズの歴史やデュガ自身のことが、この本の主題ではないので、それを実行するのはここでは無理だが、少なくとも、次のようにはいえる。

ゼロ号患者ということで、彼を声高に非難しようと思う前に、本当はどんな人生を送った人なのか、なぜ、危険に思える性交渉をやめようとはしなかったのか、などなど、要するに、彼の人生のうねりやひだを丁寧《ていねい》になぞってみようと思うべきなのだ。あるいは、もしそれができないなら、型にはまった非難や糾弾《きゅうだん》などをすべきではない、ということだ。

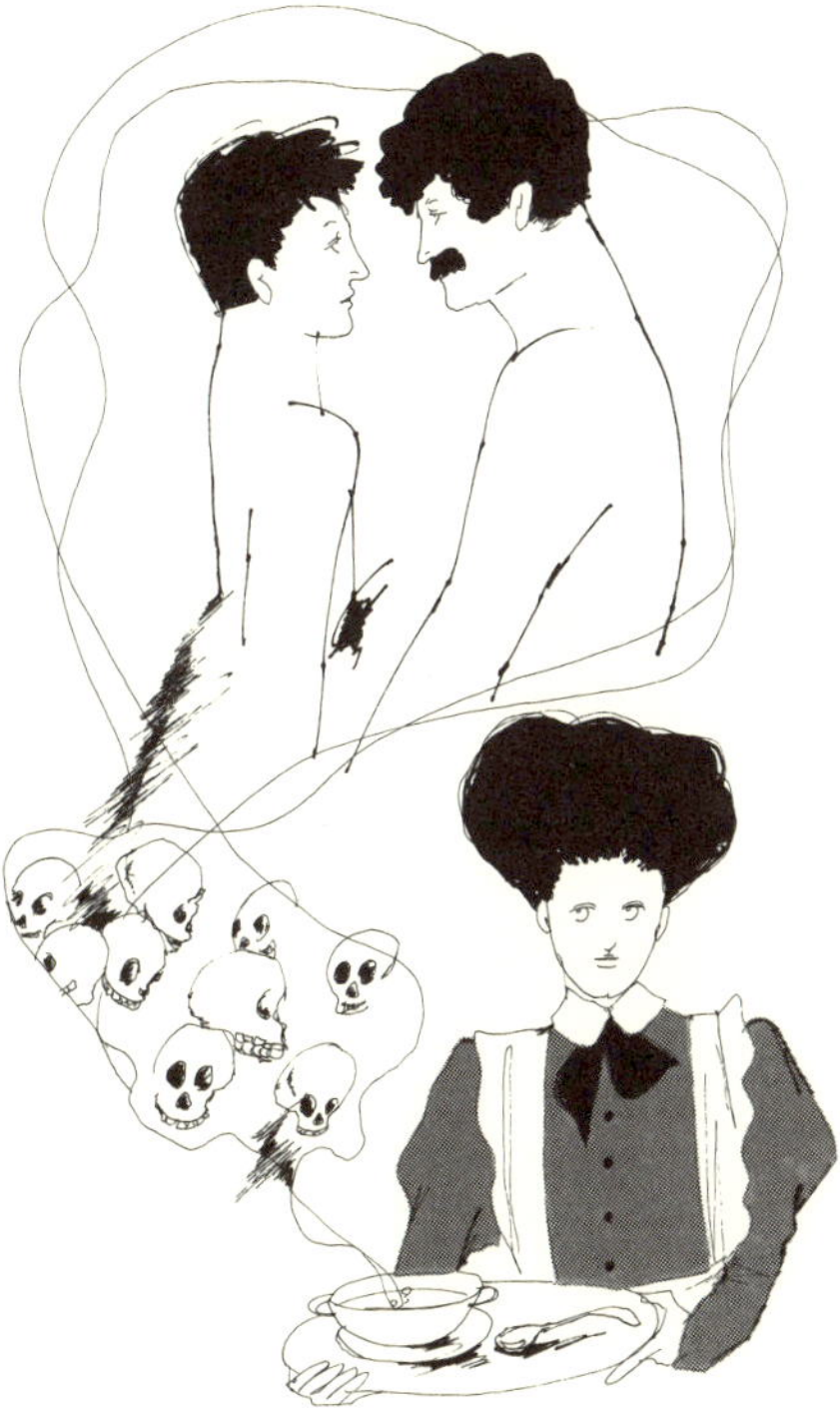

繰《く》り返《かえ》されうる構図

さっきの都市伝説での女性のことも考えてみよう。いま仮に、それを実話にもとづく話だとしてみる。その場合、その女性は自分が重い病気であるのを知りながら、しかもそれが伝染するのを知りながら、相手をだまし、わざと感染させたということになる。これは、半ば単純化され、象徴的定型にはまった悪女、「チフスのメアリー」と同じではないか。

あるいは、こうもいえる。この都市伝説は、別に実話にもとづいている必要はない。それが純粋なフィクションだったとしても、エイズという得体のしれない新型の性病が全世界で恐怖心を煽《あお》っているとき、この種の邪悪な女がいてもおかしくはないという心象が、人々の心に一定の実在感を与《あた》えうるからこそ、この種の伝説は、まことしやかに語《かた》り継《つ》がれる。もう一度繰り返そう。この力学もまた、「チフスのメアリー」が一般名詞化《いっぱん》し、邪悪な毒婦《どくふ》を象徴していく過程と、まるで同型的なのである。

いまや、明らかだ。腸チフスがもたらす社会的災禍《さいか》は、いまでは昔とは比べものにならないくらいに小さいものにすぎない。だが、恐ろしい伝染病が、いつ社会に蔓延するかは誰にもわからず、もしそうなれば、電車で隣《となり》に座る人が、恐ろしい感染の源泉に見えてこないとも限らない。ちょうど、シェイピンが、キャリアについて、そう警告していたように……。

そして、この生物学的な恐怖感が私たちの心の奥底に住み着き、いつその顔を現すかはわからないような状況《じょうきょう》が、人間社会の基本的条件なのだとするなら、未来の「チフスのメアリー」を同定し、恐怖を覚え、隔離《かくり》し、あざけり、貶《おとし》めるという構図は、いつ繰り返されてもおかしくはない。

一人の人間がつむぐ歴史

一人ひとりの人間を大切にすること。これは、当たり前のようでいて、実は本当に難しいことだ。

一般に、人類がいままでどんな生活をし、どんなことを考えてきたのかを探《さぐ》る歴史家の作業のなかには、あまり細かなことには拘泥《こうでい》せず、人間の文化の大きな流れを浮《う》き彫《ぼ》りにしてみせるという重要な任務がある。

だが、それと同時に、歴史家には、なにか大仰《おおぎょう》な歴史法則を抽出《ちゅうしゅつ》するためにというよりは、歴史をそれなりに作ってきた一人ひとりの人生にしっかりと寄《よ》り添《そ》い、その生の息吹《いぶき》を感じ取るという作業も含《ふく》まれている、と私は思う。それもまた、歴史家にとって、前者に劣《おと》らないほど大切な任務の一つなのだ。

私は前に、メアリーという一人の人間は、複雑な文化の織り目に組み込まれた、一本の細糸のようなものだった、と書いた。だが、それが仮に短く細い糸にすぎなかったとしても、その糸の縫《ぬ》い合《あ》わさりが、まわりの布に一定のきらめきを与えることは不可能ではない。歴史家は、そんな小さなきらめきをも、膨大《ぼうだい》な織り目のなかから掬《すく》い上《あ》げる必要がある。

君は、この小さな本を読む過程で、「チフスのメアリー」という邪悪な象徴の陰《かげ》に、元になった一人の女性の弱さや悲しさを、少しは感じ取ってくれただろうか。もし感じ取ってくれたなら、そんな君に、あと少しだけ私の願いをいっておきたい。

もし、あるとき、どこかで未来のメアリーが出現するようなことがあったとしても、その人も、必ず、私たちと同じ夢や感情をかかえた普通《ふつう》の人間なのだということを、心の片隅《かたすみ》で忘れないでいてほしい。

そして、実在の一人の人間が、文化的象徴の装甲《そうこう》で鋼《はがね》のような体になり、どれほど揶《や》揄《ゆ》され、貶められても、一滴《いってき》の涙《なみだ》も出さないような姿に見えたとしても、それは、本物のその人とはずいぶん違《ちが》う仮象ではないのか、と疑うくらいの心の落ち着きを、ずっともち続けていてほしい。

＊　＊　＊

たとえ「チフスのメアリー」が、人々が楽しく語らい、おいしく食べるべき料理の皿に、髑髏《どくろ》と人骨を盛りつけるような女であったとしても、歴史的個人としてのメアリー・マローンがひっそりと実在していたという事実は、揺《ゆ》るぎようがない。それは、他人にわざと病毒を盛るような猟奇的《りょうきてき》人間ではなく、一人の気丈《きじょう》で善良な女性だった。

一九三二年の年末に卒中で倒《たお》れて以来、メアリーはずっとベッドに寝《ね》たきりだった。そして、それから約六年後の一九三八年一一月一一日、彼女はリヴァーサイド病院で肺炎のために亡《な》くなる。享年《きょうねん》、六九歳《さい》。

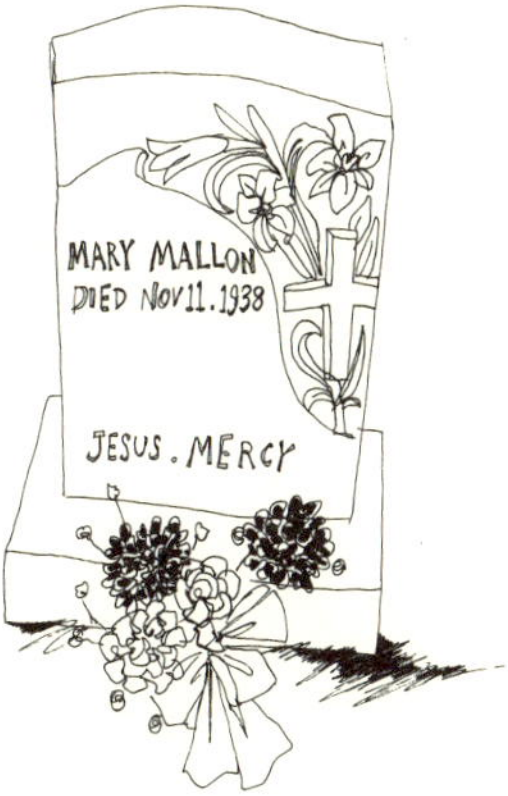
MARY MALLON
DIED NOV 11. 1938
JESUS . MERCY

主要参考文献

Erwin H. Ackerknecht, *History and Geography of the Most Important Diseases*, New York, Hafner Publishing, 1972.

Sarah Josephine Baker, *Fighting for Life*, New York, Mcmillan, 1939 ; New York, Arno Press, 1974.

Anthony Bourdain, *Typhoid Mary, An Urban Historical*, New York, Bloomsbury, 2001.

James H. Cassedy, *Charles V. Chapin and the Public Health Movement*, Cambridge, Harvard University Press, 1962.

Charles V. Chapin, *How to Avoid Infection*, Cambridge, Harvard University Press, 1918.

Anton P. Chekhov, "Typhus", 1887 :『チフス』、『チェーホフ全集』第2巻、松下裕訳、筑摩書房、一九八七年

Pierre Darmon, *L'homme et les microbes*, Paris, Fayard, 1999 :『人と細菌』寺田光徳・田川光照訳、藤原書店、二〇〇五年

Donald Emmeluth, *Typhoid Fever*, Philadelphia, Chelsea House, 2004.

J.F. Federspiel, *Die Ballade von der Typhoid Mary*, Frankfurt am Main, Suhrkamp, 1982 :

The Ballad of Typhoid Mary, Harmondsworth, Penguin Books, 1985.

Richard Gordon, *An Alarming History of Famous and Difficult Patients*, New York, St. Martin's Press, 1997：『歴史は患者でつくられる』倉俣トーマス旭・小林武夫訳、時空出版、一九九九年

Mirko Grmek, *Histoire du Sida*, Paris, Payot, 1989：『エイズの歴史』中島ひかる・中山健夫訳、藤原書店、一九九六年

Alan M. Kraut, *Silent Travelers*, Baltimore, The Johns Hopkins University Press, 1994：『沈黙の旅人たち』中島健訳、青土社、一九九七年

Judith Walzer Leavitt, *Typhoid Mary*, Boston, Beacon Press, 1996.

George Rosen, *A History of Public Health*, New York, MD Publications, 1958：『公衆衛生の歴史』小栗史朗訳、第一出版、一九七四年

Randy Shilts, *And the Band Played On*, New York, St. Martin's Press, 1987：『そしてエイズは蔓延した』曽田能宗訳、上下巻、草思社、一九九一年

Wilson G. Smillie, *Public Health Administration in the United States*, New York, Macmillan, 1947：『アメリカに於ける公衆衛生行政』曾田長宗他訳、第一出版、一九五〇年

ちくまプリマー新書031

病魔《びょうま》という悪《あく》の物語《ものがたり》　チフスのメアリー

二〇〇六年三月十日　初版第一刷発行
二〇二〇年五月三十日　初版第四刷発行

著者　金森修（かなもり・おさむ）

装幀　クラフト・エヴィング商會

発行者　喜入冬子

発行所　株式会社筑摩書房
東京都台東区蔵前二‐五‐三　〒一一一‐八七五五
電話番号　〇三‐五六八七‐二六〇一（代表）

印刷・製本　中央精版印刷株式会社

ISBN978-4-480-68729-6 C0236 Printed in Japan